風邪［かぜ］クルズス

[編・著] 名郷 直樹
[スペシャルゲスト] 岩田 健太郎
[編集協力]
和座 一弘
渋谷 純輝
眞田 麻梨恵
鹿野 智裕

メディカルサイエンス社

風邪クルズス　開講にあたって

　風邪の患者を診たことがない医者というのはほとんどいないだろう。それほどありふれたものでありながら、医者は風邪についてよく知らない面がある。さらに言えば、よく知らないということすら知らなかったりする。例えば、風邪の患者に抗菌薬を投与して、肺炎がどれほど予防できるのかというような質問にさえ、明確に答えられる臨床医はほとんどいないだろう。なんとなく予防できるに違いないと思っているだけで、そこが事実としてどうなっているのかというところまで関心が至らない。風邪の一部は細菌性で、それについては抗菌薬が効くので、とりあえず抗菌薬を出しておけばいいのだ、それくらいのことしか知らずに、風邪患者を診ているのが現状だろう。一体何人に無駄な抗菌薬が投与されているか、そういうところにも関心は薄い。かくいう私だって、そういうことを取り扱った論文をつい最近読んだばかりである。

　さらに厄介なことには、風邪について知ったところで、風邪の診断が正しくできるようになるとか、風邪を治すことができるようになるかというと、そうではないということがある。風邪だと診断した患者が肺炎になって入院したとか、実は中耳炎だったとか、副鼻腔炎でしたとかいう経験は、いくら臨床のキャリアを積んだところでなくならない。さらにどんな優れた医者が正しく風邪と診断したとしても、その風邪を治すことはできないのである。

　つまり、風邪について知っている医者も、知らない医者も、実際に風邪の患者にできることはそれほど違わないということである。余計な抗菌薬を投与せずに済むじゃないか、という意見があるかもしれない。しかし、その反面風邪の中の一部の細菌感染の患者については治癒を遅らせているかもしれないのだ。

　そんなどっちもどっちという状況であるから、むしろ風邪に関心を持ち、よく勉強する医者の方が、風邪の患者を前にして困った状況に陥りやすい。一所懸命勉強したところで、正しく診断することもできず、治すこともできないままに、ただひたすら患者に向き合うしかないという現実を常に突きつけられているからだ。病歴を詳しく聴取し、丁寧に診察し、風邪でない重症疾患を除外しながら、結局のところは、「たぶん風邪です。放っておけば大部分は治ります」。そんなこ

とを言いながら、「お大事に」と患者を診察室の外へと送り出す。しかし、そんな日々に疑問を感じずにはいられない、そんな臨床医のために本書はある。

　風邪に対する診療は、手間がかかるだけで、結果で見れば大した違いがなく、徒労に思われるかもしれない。しかし、おそらくそうではない。その一見徒労とも思える繰り返しが、風邪の診療を超えて、医者の診療全体に大きく関わっている。風邪診療のプロセスには、医者の診断、治療全般にわたって基本となることが詰まっている。

　本書は風邪クルズスであるが、風邪は一つの例に過ぎない。風邪の診療について何かを示したいというより、風邪の診療を通して、その向こうにある何かを示したい。それが本書の目論見である。臨床推論、EBM、そう言えばいいことかもしれないが、どうもそういうふうには言いたくないものがある。臨床推論はあくまで一部であり、EBMだって一部に過ぎないからだ。

　本書はマニュアル本などとは対極にある。少しややこしいかもしれない。しかし、そのややこしさを、カンファレンス、対談という形で、比較的読みやすい形にまとめたつもりである。本書を読み、風邪診療を通して、さらにその向こうへ行けるかどうか。是非この先を読み進めて、検証していただきたい。

武蔵国分寺公園クリニック　院長

名郷　直樹

目次

Chapter1
風邪の定義と鑑別診断について考えてみよう ………… 7
今日のテーマは風邪 …………………………………… 8
優先順位を付けるには？ ……………………………… 11
３Ｃで優先順位を付ける ……………………………… 13
OFTを使ってcriticalを除去しよう ………………… 17
よくある病気はよくある ……………………………… 20
演繹して診断の確定へ ………………………………… 23
網羅的なリストを作ってみよう ……………………… 27
どこで診療に区切りを付けるか ……………………… 29

Chapter2
診断プロセスを理解しよう ……………………………… 31
事前確率を理解しよう ………………………………… 32
事後確率を理解しよう ………………………………… 34
尤度比を理解しよう …………………………………… 37
よく当たる占い師とは？ ……………………………… 40
検査後の診断は？ ……………………………………… 42
診断閾値を考える ……………………………………… 46
ベイズ統計で考えてみる ……………………………… 48

Chapter3
検査特性の指標 …………………………………………… 49
感度・特異度から尤度比へ …………………………… 50
臨床には尤度比が役に立つ！ ………………………… 52
確率とオッズ、どう違う？ …………………………… 54
確率からオッズ、オッズから確率を求める ………… 56
よい検査も事前確率が見積もれないと使えない …… 59
ドクターベイズのデータから ………………………… 62
治療閾値と診断閾値からどう判断する？ …………… 68
ここまでのまとめ ……………………………………… 74
history&physical万能主義 …………………………… 76
ベイズの定理について質問はありますか？ ………… 77

Chapter 4
風邪の肺炎予防と癌のスクリーニングを考えてみる 79
風邪に抗菌薬を投与するのはめちゃくちゃな治療か？ 80

Chapter 5
名郷直樹が聞く。岩田健太郎の考える「風邪」とは？ ... 85
放っておけば治るのが風邪 86
ウイルスか細菌かに意味はない 88
感染症の歴史を振り返ると 91
風邪に抗菌薬はなぜ出されるのか？ 93
診断の詰めが甘い 96
データから考える 99
リテラシーを上げても駄目？ 101
不要な抗菌薬処方、どうしたら減るのか？ 104
村上春樹を模してみると… 106
「見れば風邪と分かる」をどう共有するか？ 108
ブリかハマチか分からない、微妙な違い 111

Chapter 6
「風邪に抗菌薬」はやめられるか？ 115

索引 124

● スペシャルゲスト

岩田健太郎（いわたけんたろう）
　神戸大学大学院医学系研究科感染治療学分野 教授

● 編集協力

和座 一弘（わざかずひろ）
　わざクリニック 院長
渋谷純輝（しぶやじゅんき）
　武蔵国分寺公園クリニック研修医
眞田麻梨恵（さなだまりえ）
　東京北社会保険病院研修医（現：東京北医療センター）
鹿野智裕（かのともひろ）
　東京北社会保険病院研修医（現：東京北医療センター）

chapter 1
第1章

風邪の定義と
鑑別診断について
考えてみよう

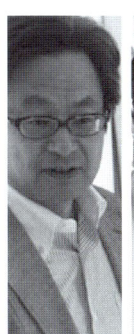 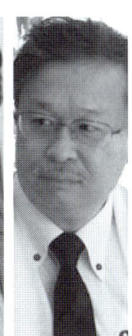 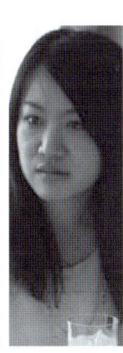 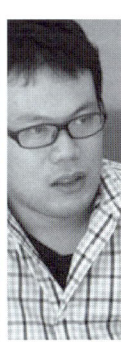 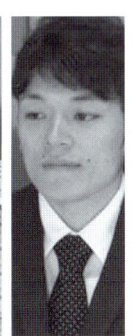

N. Nago MD　　K. Waza MD　　M. Sanada MD　　T. Kano MD　　J. Shibuya MD

風邪クルズス

今日のテーマは風邪

名郷　名郷と申します。よろしくお願いします。まず私から皆さんを紹介しましょう。

和座先生は、自治医科大学地域医療学講座の第1期生のレジデントでした。当時の状況を考えるととてつもなくチャレンジングなところにチャレンジをされたわけです。私も和座先生がレジデンシーを終えられた後、その自治医大地域医療学で後期研修を受けていたので、私が自治医大にいた3年間を和座先生と一緒に過ごしました。先生は現在、松戸で開業されていますが、いわば日本の家庭医の草分け的な存在と言えます。

渋谷先生は、今、「武蔵野家庭医療プログラム」といって、私のクリニックの後期研修医、卒後3年目の先生です。

眞田先生は、私が以前勤務していた東京北社会保険病院（現 東京北医療センター）でこの4月から初期研修を始められました。現在総合診療科を回っているところですね。

というわけで、今日のテーマは「風邪」です。

図1　患者シナリオ

- 7月終わりの外来、53歳男性
- 昨日からの発熱、喉の痛み、咳で来院
- 昨日より市販の風邪薬を服用したが改善なし

名郷　7月の終わりの外来。53歳、男性。昨日から発熱、喉の痛み、咳あり。昨日より市販の風邪薬を服用したが改善なし。こういう患者さんです。

1年目であってもよく診ると思います。眞田先生はこれまでに何回当直を担当しましたか？

眞田　6回くらいです。

名郷 　それでは、こんな症例に遭遇したこともあったかもしれませんね。
　　　ではこの時点で鑑別診断をしてみましょう。この患者さんの診断名を、みなさん手元の紙に書いてみてください。頑張って3つは挙げてみてください。

　　　では、紙に書いたものを、発表してもらいましょう。眞田先生から。

眞田 　溶連菌感染症。またはその他の細菌感染、それからインフルエンザなどのウイルス感染……。すみません。2つしか思いつきませんでした。

名郷 　7月だし、溶連菌とインフルエンザを考えておけばいいということかな？
　　　では渋谷先生は？

渋谷 　ウイルス性の上気道炎と肺炎。細菌性肺炎、非定型肺炎。あとは風疹、麻疹。それから、「咳」ということで違う感じもしますが、伝染性単核球症（IM；Infectious mononucleosis）とか……パッと思いついたのはこれくらいでした。

名郷 　確かに今年は風邪が大流行しましたね。和座先生、何か追加するものはありますか。

和座 　大体そんなところだと思います。でも、53歳の男性ということなので、基礎疾患に何かないかということも聴きたいですね。タバコは吸っているかとか？

名郷 　タバコは吸っていません。

和座 　そうですか。そうすると、基礎疾患の中で、これは見逃しては駄目だというものがあると思います。例えば癌や結核など、頭の片隅に入れておく必要はあるかもしれません。

名郷 　そうですね。スタートから和座先生にいろいろ聞くのは、正解が出てしまうかも知れないからやめた方がいいかな（笑）。

こういう場合、仮説演繹法で鑑別診断を進めていきます。

この例でいうと、まず「インフルエンザではないか？」という仮説を立てる。あるいは「溶連菌ではないか？」という仮説を立てるわけです。

その上で、それぞれの可能性が高いとか低いということを考えながらヒストリーをとって、例えば「まわりで溶連菌が流行っている」というような情報が付け加われば溶連菌の可能性が上がって、インフルエンザが下がる。逆に「インフルエンザが流行っている」ということになれば溶連菌の可能性は下がる。

そういうふうにその2つの可能性を仮説として立てた上で進めることを繰り返していく。その途中で「この病気も考えた方がいい」というのが新たに出てきたりしながら進めていくわけです。

初めは大体3つくらいの仮説を立てるのがリアルだし、経験の豊富な医師は10とか20とかのリストは考えない。例えば、「53歳、昨日から発熱、喉痛、咳」というときに、臨床的により意義の高い3つのリストになっているということがとても重要です。仮説を立てて、所見を取る間に、仮説を変えながら、確定診断、除外診断と進めていく。これが仮設演繹法です。

> **まとめ**
>
> ## 仮説演繹法で鑑別診断を進めよう
>
> ・仮説→いくつかの鑑別診断のリストを作成
> 　　　　→それぞれの疾患の可能性を考慮
> ・演繹→付け加わる所見による可能性の変化を推定
> 　　　　→鑑別診断リストを修正
> ・以上のプロセスの反復で診断に至る
> 　　　　　　　　　　↑
> 　　　　　多くの経験ある医師の方法

優先順位を付けるには？

名郷　仮説を立てるときに経験がない人は、忘れたものがあるといけないと思ってバーッとたくさんの可能性を考えるでしょう？でもそれは間違いです。経験の豊富な人は3つくらいの仮説を立てると言いましたが、優先順位付けがとても大事です。ではどういうふうに優先順位を付けたらいいか？
そのときに使うのが「3年C組」です。知っていますか？

眞田　Criticalと、commonと……。

名郷　そう、それそれ！
Criticalとcommonと、もう1つはcurableです。頻度の高いもの（Common）、緊急度の高いもの（Critical）、確実な治療のあるもの（Curable）。

この3つの軸で整理するとさらに思いつくものがあると思うので、自分のリストをもう1回整理してみてください。

頻度の高い疾患として、緊急度の高いものとして、あるいは有効な治療法のある疾患として、53歳の男性にどういうものを考えるか。

眞田　咽頭癌とか、悪性腫瘍は見逃したら駄目ですよね。喉が痛いということから、扁桃周囲炎も緊急度が高いですね。

名郷　そうですね。扁桃周囲炎は膿瘍へ移行すると怖い。頸部の深部膿瘍は決して見逃してはいけない病気の1つです。その他に重症なものとして考えられるのは悪性腫瘍。頻度が高いものとして挙げられるのは溶連菌、インフルエンザという感じですね。渋谷先生、何か追加するものはありますか。

渋谷　咽頭痛がある場合、criticalなものとして外してはいけないのは、急性喉頭蓋炎。

名郷　急性喉頭蓋炎は診たことありますか？

渋谷　ないです。

名郷　私は東京北社会保険病院にいたときに1人診たことがあります。大学病院へ送りましたが、送った直後に挿管されたという状況でした。怖いんですよ。

和座　私も研修医のころに診たことがあります。喉がすごく腫れて挿管が極めて困難な状況になっていて、非常に怖かったですね。

まとめ

3つのC

- 頻度の高いものから考える（Common）
- 緊急度の高いものから考える（Critical）
- 確実な治療のあるものから考える（Curable）

3Cで優先順位を付ける

名郷　3年C組を使うと、こんな感じに整理できると思います。一つの例ですが。

図2　53歳男性　昨日からの発熱、喉の痛み、咳で来院

頻度の多い疾患
- 風邪、インフルエンザ、副鼻腔炎、扁桃腺炎

重症、急を要する疾患
- 扁桃周囲膿瘍、喉頭蓋炎
- 肺炎、気胸、喘息、心筋炎、心筋梗塞
- レジオネラ

有効な治療のある疾患
- 溶連菌感染
- 結核、亜急性甲状腺炎

眞田　あっ！レジオネラは最近診ました。

名郷　どんな感じでしたか。

眞田　全然分からなかった。バイタルも熱だけ上がっていて他は基準範囲で……。

名郷　頻呼吸もなかった？

眞田　普通でした。少しフラフラするというだけで救急搬送されてきて。あとから考えれば、比較的徐脈だったというのがあったのですが。

和座　「比較的徐脈」というのは、やはりちょっと見落としますよね。

名郷　むしろ頻脈に気をとられてしまう。そこで徐脈にも注意できるかどうか。診断というのはそういうことの積み重ねです。
　　　診断を考える上で、臨床推論のおススメ教科書の一つ「誰も教えてくれなかった診断学—患者の言葉から診断仮説をどう作るか」という本の中では、「頻度の軸」「時間の軸」「アウトカムの軸」で診断を考えています。

図3　診断の3つの軸

- 「頻度の軸」　　　　可能性の高いものから考える
- 「時間の軸」　　　　緊急性の視点
　　　　　　　　　　　治療可能性と有効なタイミング
　　　　　　　　　　　進行性の視点
- 「アウトカムの軸」　アウトカムの重要性、非可逆性
　　　　　　　　　　　治療可能性
　　　　　　　　　　　Red Flag Sign

※「誰も教えてくれなかった診断学」[2]より

でも今日は最初の「3年C組」で考えていきたいと思います。

和座　「風邪」を考えるときには、主に、鼻水、咳、喉の痛みといった症状がありふれた症状として挙げられます。上気道の炎症だから、当然鼻水が出たり、喉の方にいけば喉の痛みが出る。さらにもっと下の方にいくと咳が出てくる。大体この3つの症状があって比較的元気だったら「風邪かな」と思うわけです。自分で診て知っている疾患はそういうパターンの中で「あっ、これは風邪だな」と思う。ところが、そのパターンからちょっと外れた、自分があまり経験したことのないようなものに遭遇すると「これは何だろう？」と思うわけですね。そういうときは分からない。だけど調べればまた分かってくるということですね。

名郷　そうです。だから「喉が痛い」と言うけど鼻水が全然出ていない、咳が全然出ていない。それで「いつもの喉痛と違いますか？」と聞くと、例えば、亜急性甲状腺炎の人は、やはり「ちょっと違う」「なんか下の方が痛い」などと言うわけですね。

和座　そうそう。私たちがたくさん診ているいつもの風邪の患者と違うんですよね、どこかが。そこのところから糸口が見えてくる。疾患が分かってなくても、自分が思っているイメージから糸口が見つかったりします。ですから、そういう意味では、風邪の自然経過というのは知っておく必要があると思います。風邪が最初はどういうふうにして起こるか、教科書にはあまり書いてないですよね。

名郷　「時間」というのはとても重要です。例えば風邪の定義というと、「上気道を主座とするウイルスおよび細菌による炎症性疾患」というように言いますよね。でもそれは間違っていると思うんです。なぜなら臨床上、そんな区別はできない。

渋谷　ウイルスか細菌かという区別ですか？

名郷　ウイルスと細菌も区別できないし、どこに主座があるか、確実に診断を進めていく医療なんてできないでしょう？どうやって診断していくかというと、治るものは「風邪だな」と必ず時間軸を使って診断しているんです。だから本当は「放っておくと治るもの」といったものが診断の定義に入っていた方がよりリアルだと言えます。
つまり、時間軸が非常に重要だということです。

実際に臨床の中で何をするかというと、「風邪ではないものを見逃さないこと」が大事なので、その時に使っている道具があります。知っていますか？

渋谷　OFT。Onset、First episode、Time course。

名郷　そうです。その3つの質問です。Onset（始まり）、First episode（初めてのこと）、Time course（経時変化）、この3つをチェックして、頻度は少なくても見逃したら大変なものを除外します。

> **まとめ**
>
> ## OFTで危険なものを除外!
>
> ・Onset—突然は危険
> ・First Episode—これまでにない症状は危険
> ・Time Course—悪化するものは危険

OFTを使ってcriticalを除外しよう

名郷 　では、このOFTに沿って、先ほどの患者さんにいろいろ聞いてみよう。「7月終わりの外来、53歳男性。昨日からの発熱、喉の痛み、咳で来院。昨日より市販の風邪薬を服用したが改善なし」。この人に「喉の痛みはどんなふうに起きてきましたか？」と聞いたら、「急いで階段を上ろうとしたときに突然喉が痛くなりました」と答えた。さあ、どう考えますか？

眞田 　心臓とか…。

名郷 　そうですね。心筋梗塞を疑わないといけない。私も実際に経験したことがあります。「喉が痛い」と言って来た患者に、「喉が痛いとき、どんなふうに始まりましたか？」と聞いたら、「もう冷や汗が出てきて、うずくまって休憩しました」と言うんですね。不安定狭心症だったんです。熱のない喉の痛みには心筋梗塞が混じってくるから、53歳の男性といったら気を付けないといけない。「あごからへそまでの間の痛みは、常に心筋梗塞を疑え」という黄金律があります。

　先ほど合併症の話が出ましたが、この人が「糖尿病の治療中です」とか「高血圧治療中です」といった場合、さらに心筋梗塞の可能性が上がる。そのように演繹するわけです。
　Onsetは今日からでも使うと役に立ちます。渋谷先生は使っていますか？

渋谷 　Onsetは、何か変だな……と思ったときは、聞くようにしています。

名郷 　変だなと思わなくてもとりあえず聞いてみるといいと思う。「どんなふうに始まりましたか？」みたいな感じに。

和座 　このOFTというのを実は私は知らなかったのですが、臨床的にとてもいいと思うのは、例えば頭痛の場合、最初のエピソードで、しかも突然で、どん

どん、どんどん悪くなるというと、やはり嫌なパターンなわけですね。何が考えられますか？

眞田　クモ膜下出血……

和座　そう、クモ膜下出血が考えられるわけです。このonsetの「突然」というのと、「急」というのは区別した方がいいと思います。日本語というのは「突然」と「急」をあまり区別しないですよね。「急にきました」というときに、本当にsuddenなのか、何時間かの間にきたのかというのをきちんと聞いた方がいい。「sudden」なのか「acute」なのか。suddenだったらやはり血管性を疑わなければいけないけれど、acuteなら炎症を考えていい。

渋谷　私は、suddenだったかacuteだったかを聞くときに「パーンと始まりましたか？」と聞くようにしていますが、あまりうまく聞けている感じがしません……。

名郷　どんなふうに聞いたらいいと思う？　suddenかacuteか、区別する時に。

眞田　何をしていたときか？とか……。

名郷　それはいいね。「階段を急いで上ろうとしたときに」といったらacuteではないし、あるいは「テレビでこんなふうな場面のときに」と言ったら、それもsuddenですね。

名郷　では、次にfirst episode、この質問も大事ですね。「今までの風邪と違ったところはありますか？」とかね。「喉の痛みは今まであったような症状ですか。これまでにないような痛みですか」「これまでにないような咳ですか」「これまでにないような熱ですか」。これまでと違っているということなら、先ほど出た喉頭蓋炎や扁桃周囲膿瘍も考えなくてはいけない。

「昨日と比べてどうですか」と聞いて、「咳がひどくなり、痰の量が増えています」

と答えが返ってきたら、肺炎などを考えなくてはならない。悪化傾向にあるものは危険、それがtime courseを聞くポイントです。

このように、criticalなものが「OFT」で大体ひっかかってきます。だから最初の時点でOFTをパッパッパッと聞いて、「これはそんなに急がなくていい」となったところで、commonなものに入っていくというのがスタンダードな順番です。

まとめ **OFTを使った質問をしよう**

・どんなふうに始まりましたか？
・これまでに経験したことがないような症状ですか？
・昨日と比べてどうですか？

よくある病気はよくある

名郷　先ほどの例について考えてみましょう。

> **図4　患者シナリオ**
>
> - 7月終わりの外来、53歳男性
> - 昨日からの発熱、喉の痛み、咳で来院
> - 昨日より市販の風邪薬を服用したが改善なし
> - 突然の発症ではなく、これまでの風邪と似ており、昨日からどんどん悪化しているわけではない

突然の発症ではなく、これまでの風邪と似ていて、昨日からどんどん悪化しているわけではない。つまりOFTで危険なサインはないわけですね。

この例から考えられるcommonな気道感染を7つ挙げてみてください。
インフルエンザと溶連菌、肺炎は先ほど挙がりましたね。他に何が挙がりますか？

渋谷　解剖的に7つに分けるということですか。それとも病名で？

名郷　いろいろな軸が入っているから……まぁ実用的な7つということですね。適当に出してみてください。

和座　こういうふうに考えてみると面白いかもしれない。風邪の場合なら前に出たように症状として3つが挙げられます。咳、喉の痛み、鼻水。その3つのうちの鼻水だけが非常に問題がある場合というのは、何を考えますか？

眞田　花粉症。

和座　他にもあるでしょう、黄色っぽい鼻水が出てきたら？

眞田　副鼻腔炎。

和座　では今度は咳だけがものすごく出る。そういう場合には肺炎などを考えますよね。では喉がものすごく痛い。喉だけというふうに、そこがフォーカスされた場合、何を考えますか？

眞田　溶連菌。

名郷　溶連菌。あるいは咽頭炎、扁桃炎といった方がいいかもしれない。

和座　その他に鼻水が出てくると、私は子どもをよく診ているから、時にですが耳の方も考える。

眞田　あっ、中耳炎!

名郷　そうですね。大体出ましたね。
どんなふうに整理しているかというと、上気道炎として解剖学的に耳、鼻、喉というフォーカスで考えると中耳炎、副鼻腔炎、扁桃炎の3つが挙げられる。なぜかというと中耳炎も副鼻腔炎も扁桃炎も細菌感染の割合が高く、風邪とは区別しておいた方がいいわけです。

それから別の視点で、風邪症候群、気管支炎、肺炎というふうに順番に奥へと考えていくこともできます。つまり上気道周辺で3つ。入り口から奥にかけて3つ。それにインフルエンザを加えて7つ。そういう大きな枠組みです。

例えば子どもを診たときに、「風邪以外の面倒な病気には、耳、鼻、扁桃の病気

がありますが、そこは大丈夫です。また気管支炎や肺炎など体の奥の炎症は危険なのですが、気管支炎や肺炎もありませんから、風邪と考えて大丈夫ですよ」と、お母さんに説明できる。

> **まとめ**
>
> ### 頻度の高い気道感染7つ
>
> 1. 風邪症候群
> 2. 副鼻腔炎
> 3. 扁桃炎
> 4. 中耳炎
> 5. インフルエンザ
> 6. 気管支炎
> 7. 肺炎

演繹して診断の確定へ

名郷　では、次に「咳、鼻水、喉の痛みのどれが一番ひどいですか？」と聞いたら、「喉の痛みが一番ひどいです」という場合、7つの気道感染の順位はどうなりますか？どれが一番高くなる？

眞田　扁桃炎。

名郷　扁桃炎が一番高くなりますよね。それがまさに演繹しているということです。そうやって所見を追加して、ある疾患の可能性が一定以上になったら確定診断となってその病気の治療に進むわけですが、「一定以上」と言ったとき、大体何パーセントくらいを想定していますか？
　　　例えば、風邪である可能性が50％、それ以外の可能性が50％というとき、どう判断する？

眞田　うーん……

名郷　微妙な感じですよね。他の疾患と違って風邪ってそういうものですよね。風邪の可能性は半分あるけれど、数日追いかけてみてから判断してもいいのではないか？と考えるのは全く問題ない。では風邪の可能性が30％だったらどうですか？

眞田　風邪の可能性30％だったら、風邪ではない方を考えます。

名郷　渋谷先生はどうですか？

渋谷　そうですね。先ほどの危ない病気は除いて、8割方風邪だと思えば「風邪だと思います」と言うと思います。漏れてしまうようなところに関しては、「こういう症状が出てきたらまた来てください」と釘だけさしておくという感じですね。

名郷　今はOFTで、criticalは除外した、そういう状況で鑑別を考えた場合に風邪の可能性が何%だったら「風邪」と言うか。

渋谷　80%。

名郷　そうですか。20%は違うものがあってもいいやという感じですかね。
でも、これは本当は質問がおかしいんです。
どういうような患者なら8割と考えるか、どういう患者なら5割だと考えるか……こんな患者なら5割くらいは風邪ではない、ということを実は頭の中で見積もっているわけですね。そういうふうに頭の中でいろいろ想定しないと見積もれない。だから、そういうふうに見積もれるということは実は臨床能力と関係しています。

ここで確認しておきたいのは「100%風邪だ」とは思っていないということです。だから、「風邪の定義」を決めても臨床的には本当は無意味なわけです。臨床的には、5%だったり、1割だったり、2割だったり、多い人で5割、違うものが入っている中で診療をしているわけですから。そうでしょう？

そういう定義の間違いを本当は考えていかなければいけない。私たちが実際に扱っているものと、学問的に定義をされているものには実はギャップがある。その現象とコトバのギャップを記述していくことで医療の意外な側面を明らかにできることがあります。コトバにとらわれず、実際に自分たちが扱っているものを考えていくというのがとても大事な視点なのです。言っていることは分かりますか？

眞田　なんとなくは分かるのですが、その80%とか50%というのは、例えば子どもやお年寄りの場合はインフルエンザが重症化したり、学校を休まなければならなかったりして、インフルエンザを区別するために風邪の可能性が50%と低くなる。若い、健康な人はたとえインフルエンザだとしても大部分は普通の風邪と違いがなく、それも風邪に含めて80%くらい風邪と考える、という解釈

でいいですか？

名郷　そうそう。そうです。
インフルエンザが重症化しやすい老人や乳幼児では、インフルエンザの可能性を分けて考えるが、健康な成人ではそもそもインフルエンザを区別して考える必要が少ない。そういうことが診断に影響する。真にインフルエンザかどうかではない。どういう診断かが確定できてない状況で、あるいは確定する必要がない状況でいつも臨床をやっている。

だから、確定できてない状況、確定する必要がない状況というのを記述した方が、臨床には役に立つ。風邪の定義をしても何の役にも立たない。ということが、実は私が考えているこの本のコンセプトです。

例えば「放っておけば治る」というようなことは患者さんはよく理解していなくて、薬を飲まなければひどくなってしまうと思っていたりする。病気の定義としては「ウイルス感染」なのでそのウイルスを排除すればいいということになるけれど、「実は8割の人は3日以内に治っている」。そういう定義の方が患者にとっても役立つという感じがするわけです。そのギャップを埋められたらいいと思うんですね。

和座　Up To Dateなどにはそういうことも記載されていますね。風邪の自然経過としては大体10日くらいで、25％以上は2週間くらい続くことがある[1]。発熱は3日くらいはあるけれどそれ以降は少しずつ減っていくと。そういう時間軸を入れた定義は知っておいた方がいいですよね。3、4日で治るのが風邪だと思いがちですが、結構長い時間症状が出ることがあります。
風邪のようなcommon diseaseに関してはそういう記述がきちっとないから、あまり習ってないんですよね。

名郷　もっと実際の風邪を、時間軸を入れて定義できるといいなあと。ほかの疾患を含んだもの全体として記述できるといいなと。そうすると患者さんとの

ギャップが埋まるのではないかというのが、この本の根本のテーマです。
和座先生なら、「風邪」という初診の段階で、風邪ではないものはどれぐらい混じっていると感じますか。

和座　大体20%程度ですね。

名郷　20%程度は、次に受診したときに中耳炎だったり、気管支炎になっていたり、肺炎になっていたりということですね。

和座　そうです。まさに時間軸の中でそうなってくるんですね。でもそれでいいんです。心筋梗塞など、重症なものさえ除外診断をしてしまえば、あとは時間軸の中で診ていけば見えてきます。

名郷　初診の時点で「風邪」と診断したものが、最終的にどうだったかというのは研究したら面白いですね。

まとめ

診断するということは…

・所見を追加していくことにより
・ある疾患の可能性が一定以上になる
　　→確定診断として、
　　→治療に進む？
　　　　↑
しかし100%の除外診断ではなく、いろいろな可能性を含んだ確定診断、時間経過が次の手を決めるきっかけとなる。

網羅的なリストを作ってみよう

名郷　これまで、3つの仮説を立てるとか、7つの気道感染から考えるということをしてきましたが、一度は網羅的な疾患リストを作ってみましょう。

解剖学的に網羅する。病因から網羅する。臨床の現場ではリアルではないですが、こういう枠組みは知っておいた方がいい。
解剖学的な軸は、耳、鼻、喉、上気道、下気道……と網羅できますよね。
そして病因の軸を考えるときに使うのがVINDICATE+Pです。これも覚えてください。Vascular（血管）、Inflammatory（炎症）、Neoplasm（腫瘍）、Degeneration, Deficiency（変性、欠乏）、Intoxication, Idiopathic（中毒、特発性）、Congenital（先天性）、Autoimmune, Allergy（自己免疫、アレルギー）、Trauma（外傷）、Endocrine, Metabolic（内分泌代謝）、Psychiatry（精神疾患）です。

最初の患者シナリオのような喉の痛み、咳を訴える患者について、これで網羅的なリストを図のように作ってみました。

図5　鑑別診断マトリクス

	上気道	気管支	心肺	副鼻腔	耳	甲状腺	扁桃	食道
V			心筋梗塞 心不全 肺梗塞					
I	風邪 インフルエンザ	気管支炎	肺炎 結核	副鼻腔炎	中耳炎	亜急性 甲状腺炎	扁桃炎	
N			肺癌					
D								逆流性 食道炎
I			ACE 阻害薬					
C			気胸					
A	アレルギー性 鼻炎		膠原病 喘息					
T								
E						バセドウ		

まとめ

鑑別診断リストの補強　2軸

・解剖的な軸で考える
・病因の軸で考える(VINDICATE+P)
　　V　　Vascular(血管)
　　I　　Inflammatory(炎症)
　　N　　Neoplasm(腫瘍)
　　D　　Degeneration, Deficiency(変性、欠乏)
　　I　　Intoxication, Idiopathic(中毒、特発性)
　　C　　Congenital(先天性)
　　A　　Autoimmune, Allergy(自己免疫、アレルギー)
　　T　　Trauma(外傷)
　　E　　Endocrine, Metabolic(内分泌代謝)
　　P　　Psychiatry(精神疾患)

どこで診療に区切りを付けるか

名郷 　さて、診療をしていく上では、どこかで区切りを付けることになります。

検査をするかどうか？風邪のための検査というのはないので、他の疾患である可能性が高いときに、その疾患の確率をもう少し下げたいから除外診断のための検査をする。確率を上げたいから確定診断のための検査をする。

あるいは治療をするかどうか？そのためにはまずcriticalなものを除外します。風邪の診断においては確定診断よりも除外診断が重要です。

まとめ **Criticalなものに焦点を当てる**

・喘息、気胸、心筋梗塞、心不全
　　可能性は低いが除外することが重要!
　　感度の高い所見を組み合わせて、できる限りこれらの疾患を除外する
・風邪の診断においては
　　確定診断より、除外診断が重要

文献
1) Turner RB: Epidemiology, pathogenesis, and treatment of the common cold. Ann Allergy Asthma Immunol. 1997 Jun;78(6):531-539; quiz 539-540. Review. PubMed PMID:9207716.
2) 野口善令，福原俊一：誰も教えてくれなかった診断学，医学書院 2008.

chapter 2
第2章

診断プロセスを理解しよう

風邪クルズス

事前確率を理解しよう

> **図6　患者シナリオ**
>
> - 1月中旬の外来、内科外来にインフルエンザ患者が毎日訪れる
> - 15歳男性、昨夜からの発熱、咳で来院
> - 昨夜市販の風邪薬を服用したが改善なし
> - 食欲不振あり、全身倦怠あり、頭痛あり
> - インフルエンザで休んでいるクラスメートがおり、インフルエンザを心配している
> - 来週からは期末試験である

名郷　今度は1月中旬の外来です。内科外来にはインフルエンザ患者が毎日訪れます。
15歳男性。昨夜から発熱、咳。市販の風邪薬を服用したが改善がない。食欲不振、全身倦怠、頭痛で、節々が痛い。周囲でインフルエンザが流行っているため、本人もインフルエンザを心配しています。来週からは期末試験です。さあ、どうしますか？

眞田　迅速診断キットで調べようと思います。

名郷　やはり「調べよう」となってしまいますよね。でも今はそうなるところを見直してみてください。
この時点でインフルエンザの可能性を何%と見積もるか？ 100%なのか、90%なのか、80%なのか、手元の紙に書いてみてください。各自で見積もったら隣の

人と相談してみましょう。

渋谷　私は50%です。

和座　私は80%ですね。

名郷　渋谷先生が50%。和座先生が80%、眞田先生はいかがですか？

眞田　60%。

名郷　今、見積もった値を事前確率と言います。しかし、50%〜80%とバラつくのでは患者は困りますよね。でもバラつくのは仕方ないのです。医者によっても違いますし、赤羽の東京北社会保険病院と松戸のクリニックでは環境が全く違うのですから。今事前確率が違うことが明らかになったわけです。

図7	インフルエンザの可能性を見積もる

眞田先生の事前確率　60%
渋谷先生の事前確率　50%
和座先生の事前確率　80%

まとめ

事前確率とは？

ある事象に関して、観測者が主観的に見積もる確率

事後確率を理解しよう

名郷　そこで、インフルエンザの迅速キットを使って調べてみた。その結果、陽性だった。ではインフルエンザの確率は何パーセントに上がりますか？

眞田　90％くらいに上がる。

名郷　では、渋谷先生、和座先生は？

渋谷　85％くらい。

和座　95％。

名郷　90％、85％、95％……。なるほど。

では陰性だったらどれくらいに下げますか？陰性だったときに眞田先生は60％からどれくらい下げるか、渋谷先生は50％からどれくらい下げるか。和座先生は80％からどれくらい下げるか。

渋谷　20％くらい。

名郷　和座先生と眞田先生は？

和座　55％。

眞田　60％。

名郷　眞田先生は陰性のときは事前確率と変わらないということですね？

眞田　うーん、発症の1日目だから……。

名郷　昨夜からで午前中の外来だから、発症からまだ24時間経ってないということですね。

和座　あっ、そうか……

名郷　今回そういうところは考慮しなくてよかったのですが。

眞田　えっ？考慮しなくていいのですか？

名郷　いやいや、本当はもちろん考慮しなくてはいけないのですよ。ただ今は事前確率と事後確率の概念を話したかったので。でも研修医がそういう細かい検査特性を考え、経験のある医師が実はあまり考えなかったみたいな現実がある。これは面白いですよね。
　　　ということで、今見積もったものを事後確率と言います。

図8　インフルエンザの迅速診断を施行

結果：陽性

眞田先生の事後確率	90%
渋谷先生の事後確率	85%
和座先生の事後確率	95%

結果：陰性

眞田先生の事後確率	60%
渋谷先生の事後確率	20%
和座先生の事後確率	55%

まとめ

事後確率とは？

主観的に見積もった事前確率に対し、ある状況を追加した後の確率、ある状況を条件とした条件付確率

尤度比を理解しよう

名郷　さて、ここまでで事前確率と事後確率は分かりましたか？

では尤度比というのは何かということですが、今、眞田先生は迅速診断が陽性のときに60%から90%に上げましたよね。この関数を尤度比と言います。尤度比には、陽性尤度比と陰性尤度比があります。検査が陽性のときに、ある事前確率の見積もりの下に所見Aを得たとき、事後確率が見積もられます。この所見Aが持つファンクション（関数）が尤度比です。60%から90%に上げる検査は陽性尤度比を持っているということです。逆に陰性のときには60%から60%で、下げない陰性尤度比を持っているわけですね。つまりこの尤度比は1ということです。

このように事前確率から事後確率を導き出す関数を尤度比と言います。

図9　臨床所見の尤度比

> 眞田先生

迅速キット陽性という所見でインフルエンザの確率が60％から90％に上昇
→迅速キット陽性という所見は、インフルエンザの可能性を60％から90％に上昇させる陽性尤度比を持つ

迅速キット陰性という所見でインフルエンザの確率は60％から60％で変わらない。
→迅速キット陰性という所見は、インフルエンザの可能性を60％から変わらないので、陰性尤度比1を持つ

> 渋谷先生

迅速キット陽性という所見でインフルエンザの確率が50％から85％に上昇
→迅速キット陽性という所見は、インフルエンザの可能性を50％から85％に上昇させる陽性尤度比を持つ

迅速キット陰性という所見でインフルエンザの確率が50％から20％に下降
→迅速キット陰性という所見は、インフルエンザの可能性を50％から20％に下降させる陰性尤度比を持つ

> 和座先生

迅速キット陽性という所見でインフルエンザの確率が80％から95％に上昇
→迅速キット陽性という所見は、インフルエンザの可能性を80％から95％に上昇させる陽性尤度比を持つ

迅速キット陰性という所見でインフルエンザの確率が80％から55％に下降
→迅速キット陰性という所見は、インフルエンザの可能性を80％から55％に下降させる陰性尤度比を持つ

名郷　インフルエンザの迅速キットというのは、そういう関数を持つ検査だということです。事前確率、事後確率、その間にある尤度比という概念を少し押さえておいてください。

> **まとめ**
>
> ### 尤度比とは？
>
> 尤度比＝事前確率から事後確率を導き出す関数
> （病歴所見、身体所見、検査所見のそれぞれが尤度比を持つ）

よく当たる占い師とは？

名郷　では、ベイズの定理というのは何かというと、事前確率と尤度比から事後確率を求めるというわけです。陽性の場合、その疾患の可能性がどれくらい増すか。陰性の場合どれくらい減るか。それが「事前オッズ×尤度比=事後オッズ」という正比例の式で表されます。これをベイズの定理と言います。突然「オッズ」という言葉が出てきましたが、後で説明します。今の時点では「確率」と思って付き合ってください。

そうすると、事後確率は尤度比が大きければ大きいほどよく当たる。また、事後確率は事前確率が高ければ高いほどよく当たる。そういうことが言えるわけですね。

一般に、検査が正しいかどうかというのは検査の良し悪しに依存していると考えがちですが、検査に依存している部分は半分なのです。尤度比というのは検査ですから。半分は事前確率に依存しているわけです。
もう一度ベイズの定理の式を示しましょう。

事前オッズ×尤度比=事後オッズ

では事後確率というのは事前確率に左右されるということを確認した上で、よく当たる占い師というのは一体どういう占い師か考えてみよう。どういう占い師がよく当たると思いますか？

眞田　浅く広く、誰にも起きそうなことを言う占い師。

名郷　そうそう、誰にでも起きそうなことを言う。それは今の話では「事前確率が高いことを言う」ということですよね。「何かお悩みがありますよね」とか。それはそうですよね。占いに来ているのだから、多くの人は悩みがあるはずです。実はよく当たる占い師というのは予知能力が高いということも大事だけれど、

ありがちなことを言っておけばよく当たるわけです。つまりよく当たる占い師は、高い事前確率をうまく利用してやっているということですね。

せっかくだからもう1つ例を出してみると、血液型を当てるためにはどうしたらいいか？簡単です。「A型でしょう？」と言えばいい。A型ですか？

眞田　いいえ、O型です。

名郷　まぁ、こういうことも10人中6人には起きます。でも10人に「A型でしょう？」と言えば4人は当たる。100人に言えば40人に当たるわけです。
だから占い師も「私は血液型も当てられます」と言って、「A型でしょう」「A型でしょう」「A型でしょう」と言っていれば、4割の人は「当たったー！」ということで、また占ってもらいに来るかもしれません。

診断も、検査特性に関係なく、そういう面があるということです。
逆に言うと、事前確率が低ければ検査が陽性でもその疾患である可能性はとても低い。また事前確率がすごく高いときも同様で、検査が陽性でもその疾患である可能性は大して上がらない。99％が100％になるとか、98％が99％になるというようにほとんど変わらなかったりします。そういうことが大事なんですね。

まとめ

事前オッズ×尤度比＝事後オッズ

事前確率と尤度比から事後確率を求める
　・ある所見があった場合、その疾患の可能性がどれほど増すか？
　・ある所見がない場合、その疾患の可能性がどれほど減るか？
　　　　　↓
検査結果が当たるかどうかは、検査の良し悪し（尤度比）だけでなく、事前確率に左右される。

検査後の判断は？

名郷　では、今の考え方を臨床判断にどう生かすかを考えてみましょう。

先ほどの患者さんの例で、80％以上なら風邪と考える、50％以上なら風邪と考えるという話をしたのと同じですが、インフルエンザの可能性が何％を超えるとインフルエンザと診断するか？ということです。
10人のうち5人がインフルエンザだったらその集団はインフルエンザと考えるか。9割とか9割5分ではないとインフルエンザとは考えないか？皆さん、手元の紙に数字を書いてみてください。

眞田さんはどういう数字を書いた？

眞田　5割。

名郷　ということは、インフルエンザには抗インフルエンザ薬を投与するという状況であれば、半分くらいはインフルエンザではない人がいても、インフルエンザとしてタミフルなどを飲ませてしまうということですよね。
「どっちか分からないならタミフルを飲んでしまう」という人は多いから、その考え方はかなりリアルに世の中を見ている感じがする。

つまり、そういうふうに「世の中を反映している」というようなことが本当は治療閾値を決めているわけです。眞田先生は、5割というのは適当に考えて言いましたか？

眞田　はい。

名郷　そういう時は「治療閾値を考えました」と言っておくんですよ。

眞田　あっ……（笑）

名郷 　では渋谷先生はどうですか？

渋谷 　私は6割です。

名郷 　60％がインフルエンザだったらもうインフルエンザと考えるということですね。残りの40％の人は「あなたはインフルエンザではないかも知れないけれど、インフルエンザの治療をした方がいいと思います」ということですよね。それは患者さんに通じるかな。

渋谷 　どういうことでしょうか？

名郷 　「4割はインフルエンザではない可能性があるのに、副作用の危険があって、自己負担が千円かかるような薬は出してほしくないので、もう少し確率が上がるところまで検査してください」という患者さんがいるかもしれない。

渋谷 　そういう方も中にはいらっしゃいますが、それよりも「とりあえず薬がほしい」という人が多いような印象があります。

名郷 　では「薬はあまり飲みたくないんです」と患者さんが言ったらどうですか？そうしたらその閾値は変わりますか？

渋谷 　薬を飲みたくないという人が10人いたらということですか？

名郷 　例えば、インフルエンザの可能性は60％あるけれど、目の前の患者さんが「インフルエンザと決まったわけでなければ、タミフルなんかいらない」と言っているときに、それでも60％以上の可能性があればもうタミフルを投与するか？ということです。そういう患者ならどのくらいを治療閾値に置きますか？ということです。

　つまり、先ほど眞田先生は「適当に5割と言った」と言いましたが、本当はそうい

うことを考えないといけないわけです。5割と言った眞田先生も6割と言った渋谷先生も実は適当に言っているわけではない。

和座　私のクリニックは子どもの患者が多いのですね。そうすると薬を出す時にお母さんが薬というものにやはり抵抗があって、「必要がないのにタミフルなんて」ということになります。ですから私は8割の可能性がないと出さないですね。

名郷　5人に1人くらいなら間違っていてもいいかもしれないと？

和座　そうですね。8割くらい可能性があればインフルエンザだと考えます。特に兄弟がインフルエンザにかかっている、それで今日熱を出して受診したという場合や、学校でものすごく流行っているというような場合には8割、9割の確率になります。そういう場合にはお母さんも納得してくれますが、自分の家族や子どもの周囲にインフルエンザがいないという場合には、「だけどこんなに熱が出ているし、全国的に流行っているからタミフルを出しましょう」と言ってもお母さんは納得しません。

名郷　そうです。まさにそういうふうに決めているということなのです。その患者さんが本当にインフルエンザかどうかということは突き詰めることはできないから、このお母さんの場合、確実なインフルエンザでなければインフルエンザとして治療しない方がいいとか、患者さんが大勢待っている救急外来で、時間もないし、救急外来を受診する人は早く薬を出してほしいと思っているはずだから、可能性は5割でもタミフルを出してしまおうとか、それが治療閾値という概念です。

インフルエンザかインフルエンザではないかということを0or100で区別することはできないから、一体どれくらいインフルエンザの可能性が高まったらインフルエンザとして治療するか。それを治療閾値と呼びます。これは非常に優れた概念です。

> **まとめ**
>
> ## 治療閾値とは？
>
> 治療閾値とは、ある疾患の可能性が何パーセントを超えれば、治療を開始するかの境目

診断閾値を考える

名郷　では逆に、インフルエンザの可能性が何%を下回ったら、インフルエンザではないと言いますか？10人のうちの1人だけがインフルエンザだった場合は、インフルエンザではないと説明するのか。インフルエンザではないと言うためのクライテリアは何パーセントか、紙に書いてみてください。
眞田先生、今度は何パーセントですか？

眞田　30%。

名郷　眞田先生の治療閾値は50%ということでしたよね。50%以上ならインフルエンザ、30%以下ならインフルエンザではない。30%～50%の間はちょっと迷う。なるほど。それはほとんど検査はしなくて済みますね。

渋谷　私は20%。

和座　私は10%くらいにしたいですね。

名郷　かなりリーズナブルな数字が上がりましたね。治療閾値で上げた数字が、眞田先生は50%、渋谷先生は60%、和座先生は80%ですから見事に対応しています。

どういうことかというと、眞田先生は30～50%の間なら検査をする、渋谷先生は20%～60%なら検査をする、和座先生は10%～80%の間なら検査をするということになります。
これを診断閾値と言います。検査だけでなく、その30～50%の間だったらもう治療をしてしまうという場合もありますから診断治療閾値と言ってもいいかも知れません。診断閾値、あるいは診断治療閾値というわけです。

> **まとめ** 診断閾値とは？
>
> 診断閾値とは、ある疾患の可能性が何パーセントを下回れば検査はしないで、その疾患ではないと判断するかの境目

ベイズ統計で考えてみる

名郷　ではそれをこれからベイズ統計で考えてみたいと思います。

ベイズ統計という大きな枠組みをまず説明しますが、ベイズ統計に対応するものとしては、検定推定統計があります。検定推定統計では真の値があるということが仮定されています。目の前の患者がインフルエンザなのかインフルエンザでないのか確定できると考えます。真の値があるというのが、検定推定統計の根本にあります。だから真の値を探ります。

それに対してベイズ統計というのは、主観的な事前確率からスタートする。真の値も変数であるというのがベイズ統計の考え方です。主観的なものから始めるような方法が科学と言えるのかという批判がありますが、科学も主観から完全に逃れられるわけではありません。むしろ主観がどう関わっているかを認識しながら診療するのは、別の意味で科学的です。

さらに臨床にとってリアルかどうかという点では、今まで考えてきたように、臨床では本当にどうかということが分からないままスタートするから、当然ベイズの方がリアルですよね。特に、診断はベイズが王道です。

まとめ　推定・検定統計とベイズ統計

推定・検定統計
・真の値が仮定されている
・真の値を類推する
・一つ一つの研究がそれぞれ真の値を求めている

ベイズ統計
・主観的な事前確率からスタートする
・真の値も変数である

chapter 3
第 3 章

検査特性の指標

風邪クルズス

感度・特異度から尤度比へ

名郷　次に、ベイズの定理で診断プロセスを定量的に取り扱う方法に進みたいと思います。

　　　まず尤度比の元となる感度・特異度について考えてみましょう。感度というのは、臨床検査の性格を決める指標の一つで、ある検査について「疾患を持つものを正しく陽性と判定する確率」として定義される値です。特異度は臨床検査の性格を決める指標の一つで、ある検査について「疾患のないものを正しく陰性と判定する確率」として定義される値です。

図10　感度と特異度

	疾患（＋）	疾患（－）
検査（＋）	a	b
検査（－）	c	d

式で書いてみると次のようになります。

$$感度 = \frac{a}{(a+c)} : 真陽性率$$

$$特異度 = \frac{d}{(b+d)} : 真陰性率$$

　　　つまり、感度・特異度というのは、疾患のあるグループでとか、ないグループでという考え方なのです。でもこれでは実際には役に立たないですね。疾患があるかないか分からないから一所懸命やっているわけなので、インフルエンザがあると分かっているときに検査が何％陽性に出るかなんて、知ったことではないという感じです。

検査で陽性と出た場合に、何パーセントくらい本当に疾患があるか、あるいは検査で陰性と出た場合に何パーセントくらい本当に疾患がないかということを、私たちは知りたいのです。ですから感度・特異度は臨床上あまり役に立たちません。

ところが役に立つ場合があります。
感度が100%というのはどういうことかというと、cが0という時です。cが0だから陰性のときには疾患はない。感度が高い検査がネガティブのときにその疾患を除外できる可能性が高くなります。つまり感度が高い検査は除外診断に役立ちます。
次に特異度が100%というとbが0です。bが0だから、陽性のときは常に疾患がある。特異度が高い検査がポジィティブのときにその疾患を確定できる可能性が高くなります。つまり特異度の高い検査は確定診断につながります。
感度・特異度も、極端な場合は役立つわけですね。これをスピン／スナウト（SpPin/SnNout）と覚えておくとよいと思います。

まとめ

SpPinとSnNout

SpPin
- <u>Sp</u>ecificityが高い検査が<u>P</u>ositiveのときその疾患の診断を確定（rule <u>in</u>）
- 特異度の高い検査は確定診断につながる

SnNout
- <u>Sn</u>sitivityが高い検査が<u>N</u>egativeのときその疾患を除外（rule <u>out</u>）
- 感度の高い検査は除外診断に役立つ

臨床には尤度比が役に立つ！

名郷　実際には検査が陽性のときに疾患の可能性がどれくらい高まるか、検査が陰性のときに疾患の可能性がどれくらい低下するかを考える方が臨床的に役に立ちます。

検査が陽性のときに疾患の可能性がどれくらい高まるか。これを陽性尤度比と言います。検査が陰性のときに疾患の可能性がどれくらい低下するか。これを陰性尤度比と言います。感度・特異度よりも尤度比でみた方がより臨床にマッチします。

尤度比は、感度・特異度で表現できます。この式は簡単に導けます（P53参照）。一度やってみてください。

陽性尤度比は $\dfrac{感度}{1-特異度}$ です。つまり特異度が高ければ高いほど尤度比は大きい。感度が高ければ高いほど尤度比は大きい。

逆に陰性尤度比は $\dfrac{(1-感度)}{特異度}$ と表せますが、特異度が高ければ高いほど小さい。感度が高ければ高いほど小さい。

ですから、陽性尤度比は高ければ高いほど確定に役立つ検査、陰性尤度比は低ければ低い、つまり0に近いほど除外に役立つ検査ということが言えます。

この尤度比と事前確率、事後確率というのをオッズに直すと正比例になるというのがベイズの定理です。

確率をオッズに直してリアルに考えていこうというわけです。

まとめ **尤度比**

・検査陽性により疾患可能性がどれほど高まるか
陽性尤度比 ＝ 感度／(1-特異度)
・検査陰性により疾患可能性がどれほど低まるか
陰性尤度比 ＝ (1-感度)／特異度
・事前オッズ × 尤度比 ＝ 事後オッズ

ベイズの定理を導く

		疾	患
		あり	なし
検査	＋	a	b
検査	－	c	d

a、b をそれぞれ感度(Sn)、特異度(Sp)で表すと

		疾	患
		あり	なし
検査	＋	(a+c)Sn	(b+d)(1-Sp)
検査	－	c	d

すなわち
a／(a+b) ＝ (a+c)Sn／{(a+c)Sn ＋ (b+d)(1-Sp)}

分母分子をひっくり返すと
(a+b)／a ＝ {(a+c)Sn ＋ (b+d)(1-Sp)}／(a+c)Sn
1 ＋ b／a ＝ 1＋ (b+d)(1-Sp)／(a+c)Sn
　　b／a ＝ (1-Sp)／Sn × (b+d)／(a+c)

もう一度分母分子をひっくり返すと
　　a／b ＝ Sn／(1-Sp) × (a+c)／(b+d)
　　事後オッズ ＝ 尤度比×事前オッズ　である。

確率とオッズ、どう違う?

名郷 感度と特異度との関係をみていくと、感度・特異度が疾患ある／なしの表のタテで見ていくのに対し、尤度比というのはヨコで考えていきます。
図11のように示すと分かりやすいと思います。
感度・特異度90%というのは、陽性尤度比が9で陰性尤度比が1/9。こういうざっくりした感じでヨコで考えていきます。
検査が陽性のときにどうか、陰性のときにどうか？それは事前確率、尤度比、事後確率の関連になってくるわけです。

図11 感度・特異度から尤度比を求める

例 感度90%、特異度90%のとき

	疾患あり	疾患なし	
検査(＋)	90 / 10	= 9	＋LR
検査(－)	10 / 90	= 1/9	－LR

＋LR：陽性尤度比
－LR：陰性尤度比

みなさん、オッズは分かりますか？
確率との違いは分かりますか？
では確率というのはどういうものですか、眞田さん？

眞田 全体分の……

名郷 全体分のある事象ですね。それに対してオッズは？

眞田　全体からある事象を引いた分のある事象。

名郷　そうそう、そうです。つまり、$\frac{ある事象}{そうでない事象}$ ですね。私はいつも直感的に考えるのだけど、髪の毛の七・三分けがオッズなんですね。確率でいうと $\frac{7}{10}$ ということです。だから、常に七・三分けをイメージしている。五分五分というのもオッズです。確率なら $\frac{1}{2}$。

3人のうち1人がインフルエンザということは、確率 $\frac{1}{3}$ です。そのとき2人はインフルエンザではなく、1人がインフルエンザなのでオッズは $\frac{1}{2}$ です。つまり「一・二分け、あっ、確率は $\frac{1}{3}$ だな」と、目の前の人の頭で考えるといい。オッズは七・三分けです。これで覚えて下さい。

まとめ　オッズと確率

・確率
　　$\frac{ある事象}{全事象}$
・オッズ
　　$\frac{ある事象}{そうでない事象}$
・例：3人のうち、1人がインフルエンザ
確率は $\frac{1}{3}$
2人はインフルエンザでなく、1人がインフルエンザ
オッズは $\frac{1}{2}$

確率からオッズ、オッズから確率を求める

名郷　では練習してみましょう。
　　　確率が $\frac{1}{2}$ のとき、分母から分子を引いて、分子はそのままなので、オッズは $\frac{1}{(2-1)}$、$\frac{1}{1}$ です。
　　　確率が $\frac{1}{10}$ のとき、オッズは $\frac{1}{(10-1)}$ なので、$\frac{1}{9}$ となる。一・九分け。少ししか毛の生えていないバーコードみたいな頭の感じですね。
　　　では、確率が $\frac{1}{100}$ というと？

眞田　$\frac{1}{99}$。

名郷　そうですね、$\frac{1}{99}$ です。確率が小さくなるとオッズと確率は近似できるわけです。ですからベイズの定理は、確率が小さいところでは、オッズではなくて確率で考えればいい。$\frac{1}{10,000}$ であろうが、$\frac{1}{9,999}$ であろうが同じですから。

図12　確率からオッズを求める練習

- 確率が $\frac{1}{2}$ → オッズは $\frac{1}{1}$
- 確率が $\frac{1}{10}$ → オッズは $\frac{1}{9}$
- 確率が $\frac{1}{100}$ → オッズは $\frac{1}{99}$

　　　逆にオッズから確率を求めてみましょう。オッズが3という場合、$\frac{3}{1}$ なので3に1で確率は $\frac{3}{4}$ だなということですね。
　　　七・三分けはオッズから確率を考えるときの方が威力を発揮する! 3・1で分かれている頭を見ると「あっ、$\frac{3}{4}$ だな」と見えてくる。
　　　「オッズが $\frac{1}{2}$ だ、では $\frac{1}{3}$ だな」というふうに。
　　　"オッズは七・三分け!" これで覚えてください。

| 図13 | オッズから確率を求める練習 |

- オッズが 3 → 確率は $\frac{3}{4}$
- オッズが $\frac{1}{2}$ → 確率は $\frac{1}{3}$
- オッズが $\frac{1}{100}$ → 確率は $\frac{1}{101}$

そうすると、今まで話した事前確率、尤度比、事後確率の、「確率」を「オッズ」に変換すると、ベイズの定理が正比例のシンプルな式で解けるのです。
感度、特異度、尤度比のエビデンスを今日は「UpToDate」[1]から持ってきました。UpToDateに掲載されている感度と特異度の一番下限値が図14です。下限値を使うのは、検査の尤度比を最低に見積もった状況で考えてみるということです。発症当日は感度が低いのでその状況に合うということもあります。感度は58%、特異度は98%。特異度が100%近いから、インフルエンザの検査は陽性のときは意味があるけれど、陰性のときは意味が小さいということは理解できますね。

| 図14 | 感度、特異度、尤度比のエビデンス |

発症当日は感度が低い

UpToDateに記載された95%信頼区間の下限値

- 感度　　　　　　　　　58
- 特異度　　　　　　　　98
- 陽性尤度比　$\frac{感度}{(1-特異度)}$　29

事前オッズ × 尤度比 = 事後オッズ

そこから尤度比を計算してみましょう。

陽性尤度比は、$\frac{感度}{(1-特異度)}$、陰性尤度比は、$\frac{(1-感度)}{特異度}$です。

陽性尤度比は、$\frac{58\%}{(100\%-98\%)}$だから29。

陰性尤度比は$\frac{(100\%-58\%)}{98\%}$なので、大体0.43ということですね。

では、あとは何が分かれば事後確率が分かりますか？

そうです。事前確率が分かればオッズに直して事後確率を計算できるわけですね。

よい検査も事前確率が見積もれないと使えない

名郷　では、事前確率はどうやって出しますか？

ベイズ統計の場合、主観的に見積もればいいというわけですが、ただ主観的と言われても困りますよね。そこで、事前確率を見積もる5つの方法というのを紹介しましょう。

1つは、自分の臨床経験から。今、まさに自分の経験からとか、直感からといってやってもらったのが1つの方法なのです。これが一番ベースになる方法で、主観的に見積もるところから始まります。ただ経験がないとこれは難しい。

次に、地域・国の有病率調査、また電子カルテや臨床統計のデータベースからという方法があります。地域・国の有病率調査というのは、保健所管内などの定点調査で、インフルエンザの流行などは2週間遅れくらいで知ることができるので、その数字を参考に事前確率を見積もるわけですね。

さらに自分自身の診療データベースからという方法もあります。これについては「ドクターベイズ」というシステムを使って後で詳しくとり上げます。

残りの2つの方法は、研究結果から。そのうちの1つは、幅広い患者を対象とした診断手技の研究、もう1つは似たような症状を持つ対象で有病率を調査した臨床研究。そういう外部の研究を持ってくるという方法があります。

Rational Clinical Examination[2]シリーズに、熱があって、頭痛、筋肉痛、咳、喉の痛みいずれか2つ以上があれば66%インフルエンザであるというデータがあります。風邪の研究結果から見積もるという方法です。流行期のデータですが、この66%を流行期は事前確率とするというのも1つの方法だと思います。

ただ、個別の患者は、熱だけで、他に2つなかったりとか1つしかなかったりとか、実際には異なることが多い。なので、ざっくりと、低いときは10%、迷うときは50%、高いときは90%とか、あるいは低いとき20%、迷うとき50%、高いとき80%と、適当に見積もってやってみるというのが実はベイズのやり方なんです。適当に見積もればいい。

> **図15** 目の前の患者の事前確率の見積もり
>
> **Rational Clinical Examination シリーズ**
> ・熱があって、頭痛、筋肉痛、咳、喉痛のいずれか2つ以上があれば66%インフルエンザ
> ・咳のみの場合の事前確率は不明
> ・流行期でない、熱、頭痛、筋肉痛、喉痛がないことを考えて、10%と見積もる？ もっと低い？
>
> **→とりあえず、低いとき10%、迷うとき50%、高いとき90%**

そんな適当な数字で見積もっても役に立たないのではないか？と思いますよね。ところが、適当に見積もったところから始めて、繰り返していくと、だんだん見積もりが正しい見積もりになってくる。だから繰り返すことが大事なんですね。ベイズの定理を繰り返し使うということが大事です。主観的な確率を適当に見積もって始めても、その作業を繰り返すうちに徐々に正しい判断に近づいていく、ということです。

繰り返していく中で、感染症情報を利用して「こういう事前確率の研究があるんだな」と付け加えて、なおかつ自分の主観で、自分のセッティングで、計算する。適当に始めてみて、結果が出たときに「これはもっと高く見積もっておくべきだったな」とか、「もっと低く見積もっておくべきだったな」とか、常にベイズの考え方で思考を回転させていくということが大事です。

和座　これは、CPR(clinical prediction rule)という考え方とは違うのですか？

名郷　まあ prediction ruleの考え方ではありますね。prediction ruleは、そもそも検査の所見を元に事後確率を導くという形なので、ベイズの考えと同じと

言ってよいと思います。

> **図16** 事前確率の見積もり
>
> ● **感染症情報の利用**
> ・国立感染症研究所感染症情報センター
>   http://idsc.nih.go.jp/disease/influenza/index.html
> ・各都道府県市町村の感染症情報
>   http://idsc.tokyo-eiken.go.jp/flu/index.html

和座 例えば溶連菌性咽頭炎を診察する際、1980年代のバージニア州リッチモンドの成人から導き出されたデータの「Centor Rule」がありますよね。でもそれは2013年のわざクリニックの子どもたちを診るときには、そのまま当てはまるものではない。

名郷 そう、そういうことが大事なんですね。和座先生が主観的に見積もった方が正しかったりするのです。そういう主観的な見積もりの方がリアルだということが大事なんです。そこにベイズ統計のメリットがあります。

まとめ **事前確率を見積もる5つの方法**

・自己の経験から
・地域、国の有病率調査から
・電子カルテや臨床統計など臨床データベースから
・幅広い患者を対象とした診断手技についての臨床研究から
・似たような症状を持つ対象で有病率を調査した臨床研究から

ドクターベイズのデータから

名郷　ここでもう一つの事前確率の見積もりの方法をお示ししましょう。私のクリニックでは全診療データが、その名も「ドクターベイズ」というシステムで蓄積されています。そのデータを持ってきてみました。
　　　その前にまず、図は定点にもなっている都道府県市町村の感染症情報の中の東京都2009～2013のデータです。見てみましょう。

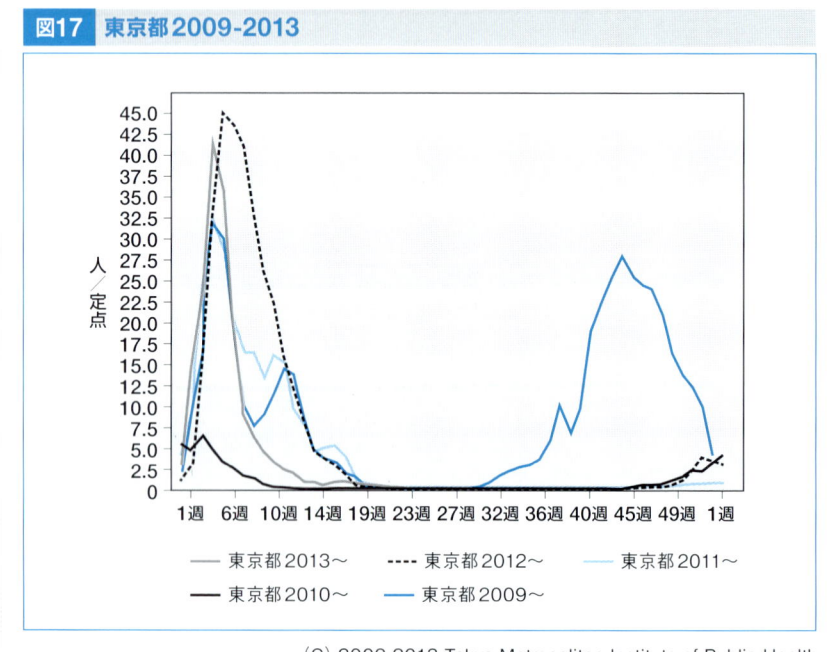

図17　東京都2009-2013

(C) 2002-2013 Tokyo Metropolitan Institute of Public Health

http://survey.tokyo-eiken.go.jp/epidinfo/weeklychart.do

　　　こんなふうに、大体1月過ぎから流行してきて、2月の半ばぐらいにピークがある、というのがここ2年の傾向です。

和座　ただ、調査は2週間くらいのずれがありますからね。

名郷　その2週間のずれがあるということは、われわれのドクターベイズでは実証されています。下の図はドクターベイズでインフルエンザの流行を示したものですが、ちょうど2週間ずれます。ドクターベイズの方が早く流行をとらえています。ドクターベイズではこのように流行疾患のトレンドが出るようになっているのですね。

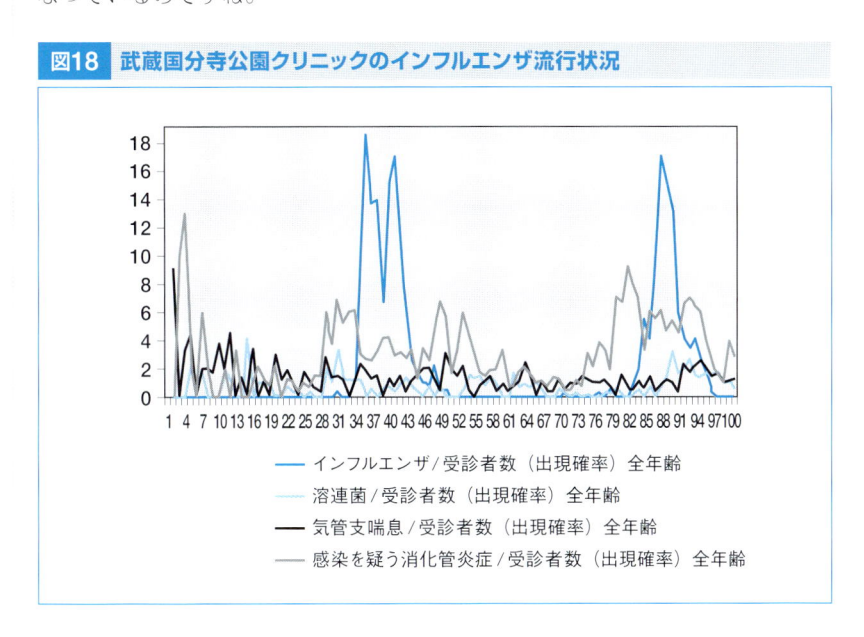

図18　武蔵国分寺公園クリニックのインフルエンザ流行状況

― インフルエンザ／受診者数（出現確率）全年齢
― 溶連菌／受診者数（出現確率）全年齢
― 気管支喘息／受診者数（出現確率）全年齢
― 感染を疑う消化管炎症／受診者数（出現確率）全年齢

渋谷　ドクターベイズというのは電子カルテですか？

名郷　電子カルテ支援システムです。このシステムでは、来診理由と診断がICPCコードですべてコード化された上でひもづけされています。来診理由を入力し、疾患の事前確率をリアルタイムに参照できるようになっています。

発熱、咳と入れて、クリックすると、この1年間のインフルエンザは14.5%と出ます。本当は12月から2月までと期間を区切れるタブを作るとよりリアルな数字が出ると思うのですが、まぁ、流行っているのは3ヵ月くらいなので4倍くらいにして考えてみます。そうすると大体50%を超えて、55%くらいといった事前確率の見積もりが自らのデータから出ます。

図19 ドクターベイズより（武蔵国分寺公園クリニックのデータ）

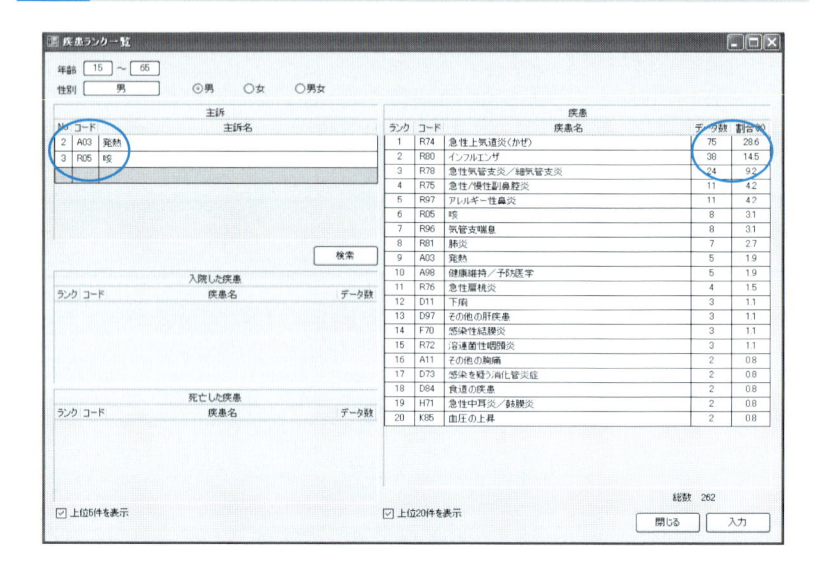

和座　やはりこうしたリアルな現場のデータを、私たちが発信していかなければいけないと思います。専門家の出すデータとわれわれ開業医の扱う患者では全く違うので、私たち自身がもっと現場のデータを出さなければいけない。

名郷　でもこのドクターベイズで得られたデータも外部のデータに過ぎず、これを見て、もう1回主観的に見積もり直すというのが臨床なのですね。

和座　そうですね。

名郷　これも単に今までやってきたことの確率を示しているだけで、目の前の患者でどう見積もるかというときには、これをベースにした上で今までの経験やまた別のデータなど、いろいろなものを全部ひっくるめて見積もる。これも一情報に過ぎないのです。さらにいろいろなことを付け加えて主観的に見積もる。だから「主観的に見積もった方がいい」というふうに思ってください。

内部の経験も外部のデータも両方ひっくるめて自分の主観で評価することが現実なのです。客観的な事前確率データなどというものは幻なのです。そこもまた重要なポイントです。客観性を求めると臨床能力が下がる。自分の主観を磨くことを考えていくと臨床能力が増す。

和座　だから、エビデンスできれいな数字が出てくるけれど、それはわれわれのリアルワールドとはちょっと違うわけですね。

名郷　研究の中で、インフルエンザかどうかを検討するときに、きちんと診断がついたインフルエンザだけでデータが出されるとリアルワールドではないわけです。

和座　エビデンスはとても重要ですが、そういうことを考えながらリアルワールドでやっていかないといけないわけです。

名郷　一般的にはインフルエンザかどうか明確に診断するというのがリアルワールドだというふうに思いがちですが、本来はインフルエンザかどうかはっきりしない混沌としたわけの分からないものがむしろリアルワールドのインフルエンザなのですね。

和座　そういう意味では、ベイズの定理というのは、私たちには非常にフィットしますね。

名郷　さて、事前確率から事後確率を求めましょう。
Rational clinical examinationで事前確率は66％。ドクターベイズでは年間を通じて14.5％なので3ヵ月間の流行で4倍するとして、仮に60％と考えてみましょう。結局、Rationalの66％とあまり変わらない数字です。

事前確率60％のときのオッズは、ある事象/そうでない事象で、ある事象が60％なので、そうでない事象は40％だから$\frac{6}{4}$。それに先ほどの陽性尤度比29をか

けると43.5です。事後オッズは43.5なので、確率に直すと、$\frac{43.5}{44.5}$で98%になります。
ですからUpToDateの感度・特異度の下限値を使うと、事前確率60%のときに、事後確率は98%に上昇するというのが定量的に扱ったときのデータなのです。

このデータは陽性のときは嬉しいですよね。先ほど皆さんは、50%、60%、80%という数字を挙げましたが、98%の集団であれば全員インフルエンザと考えていいですよね。確定診断と言っていいだろうと思います。ところが2%、50人に1人はインフルエンザではないということです。

和座 事前確率から事後確率を求める際には、別の簡易法もありますね。私は、陽性尤度比の場合、2×5＝10(にごーじゅう)と覚えます。各々、陽性尤度比が2の場合は15%、5の場合は30%、10の場合は45%程度、事前確率を上げます。また、陰性尤度比の場合は、0.5では15%、0.2では30%、0.1では45%程度、事前確率を低下させます。

ところで、名郷先生は、尤度比が複数になり、これらを合成する際どのように考えられますか？

名郷 通常は、病態生理が独立した尤度比を2つから3つ程度考えますね。

和座 私もそう思います。この場合、簡易的に先ほどのルールに沿って、足し算をすれば良いわけです。例えば、溶連菌性咽頭炎を例に上げれば、滲出性扁桃炎がある場合は、陽性尤度比が2.3(15%程度上昇)です。また、2週間以内に溶連菌性患者との接種歴がある場合は、陽性尤度比が2.0(15%上昇)です。これら2つの所見が陽性の場合、15%＋15%＝30%と考え、約30%程度、事前確率を上げることになります。重要な事は名郷先生が述べられたようにできるだけ病態生理的に独立したものを扱うことです。

まとめ 事前オッズから事後確率を求める

- 事前確率　60%のとき
- 事前オッズ　×　尤度比　=　事後オッズ
  $$\frac{6}{4} \times 29 = 43.5$$
- 事後オッズから事後確率へ変換
  $$\frac{43.5}{44.5} = 0.98$$
- 陽性なら、インフルエンザの確率はほぼ100%
- 特異度が高い検査が陽性の時確定診断

治療閾値と診断閾値からどう判断する？

名郷　そこで、もう一度、治療閾値、診断閾値を考えてみましょう。
今インフルエンザの可能性が98%になったときは、インフルエンザとして治療を開始するということでよかったですね。

では、事前確率60%のとき、検査をすべきか？を考えた場合、先ほど診断閾値は50%だったので、事前確率60%ということは、もうすでにインフルエンザと考えられるわけで検査をしないのが合理的な判断になります。

次に検査が陰性のときです。
同じ患者で検査をしたら陰性だった。では、事前確率が60%のときを計算してみてください。陰性尤度比0.43なので、ざっくり0.4くらいで見積もると、40%くらいとなり、大して下がらないことが分かります。

では、熱があって、節々は痛いし、全身倦怠で、食欲もない。症状は2つどころではないとすると事前確率は80%くらいと考えられます。その場合陰性尤度比が0.4だと事後確率は60%くらいになります。そうすると検査では陰性だとしてもまだ診断閾値を超えている、ということになってしまうのです。
だから、先ほどの議論で診断閾値が30%で、治療閾値が50%という例がありました（p46）が、事前確率が80%のときに検査をして陰性だったとしても治療閾値を超えているから、検査の結果にかかわらず、いずれにしてもインフルエンザと判断する、つまり検査はしないと判断するということになるわけです。

図20　事後確率を計算する

- 陰性尤度比　$\dfrac{(1-感度)}{特異度} = 0.43$
- ドクターベイス　発熱のみでピーク時事前確率60%
- 咽頭痛、関節痛、全身倦怠があると80%?
  60%、80%の場合で事後確率を計算

$\dfrac{6}{4} \times 0.43 \fallingdotseq 0.6$ ──確率に──▶ $\dfrac{6}{16} = 38\%$

$\dfrac{8}{2} \times 0.43 \fallingdotseq 1.6$ ──────▶ $\dfrac{16}{26} = 62\%$

- 事前確率が高いと、迅速キット陰性でもインフルエンザを否定できない

そういうふうに合理性を持って定量的に診断プロセスを考えていくことができるわけです。そこが今までのやり方とちょっと違います。

事前確率を80%と見積もったけれど、患者さんが検査をしてほしいというから検査をしてしまった。陽性ならいいけれど、でも実は検査をする前から80%インフルエンザだと考えていたのに検査をした、というおかしなことをやっていることになります。
検査の結果もし陰性で確率が下がったとしても治療閾値を上回っているということになるので、とてもおかしなことなわけですね。

> **図21** 診断閾値、治療閾値を考慮して判断する
>
> ●事前確率60%、80%は治療閾値を超えていたか？
> ●検査陰性の場合事後確率40%、63%は診断閾値を下回っているか？
>
> ↓
>
> 治療閾値を上回っているところで検査をし、
> さらに診断閾値よりも高い確率
>
> →2重の判断ミス

ですから、その場合は検査をしない。事前確率80%と見積もったなら、もう検査をしないというのが非常に合理的なやり方です。

和座　私の場合は先ほど治療閾値80%と診断閾値10%と言いましたが、検査をするならその間のあたりでしますね。事前確率が8割だったら治療閾値を超えているからしない。

名郷　そういうところに経験の差が出ているわけですね。30%と50%の間で検査をするしない、10%と80%の間で検査するしないというのは、見積もりに関する経験、主観の重要性を物語っているわけです。

ベイズの考え方というものが、少し分かりましたか？

眞田　「検査はしない方がいいな」と思いました。

名郷　そのときにどういう治療閾値だったら検査をするかということが問題です。診断閾値、治療閾値を見積もっておくということがとても大事なのですね。この

渋谷　場合も、陰性だとしても、治療閾値を上回ってしまうから検査をしないというふうに判断できる。逆に検査するのはこの間だと分かるわけですね。

渋谷　治療閾値というのは、自分の中で主観的に決めている……。

名郷　全てそうですね。事前確率も診断閾値、治療閾値も、主観的ではあるけれど、いろいろなことを考えてやった方がいい。
例えば今の例でいうと、陽性尤度比が29で、陰性尤度比が0.4というときに、どういうふうに設定するか？というような逆の考え方も大事ですね。つまり事前確率が高いときには、診断閾値はどうしたい？

眞田　下げたい。

名郷　下げたいですよね。陰性でも大して確率は下がりませんから、ある程度事前確率が低いところで検査しないとかえって混乱する。
逆に陽性のときはかなり確率がアップするから、下げた状況でもOK。そう、そういうふうなことが大事だということです。下げておけば、かなり低くても「陽性」と出た場合にインフルエンザだと判断できます。また陰性の場合も、少し下がればもうインフルエンザではないと考えられるような低いところに設定した方が合理的です。この10％みたいなところが非常にリーズナブルなわけです。
10人に2人くらいはインフルエンザではなくてもその集団はインフルエンザと言ってしまってもいいという状況なら、3割で検査をするといいわけですよね。では2割だったらどうか、1割だったらどうか？
つまり、例えばインフルエンザが30％未満のときにインフルエンザでないとしようという状況と、10％のときにインフルエンザではないとしようという状況とではどういう違いがあるか？どういう状況なら3割くらいでもインフルエンザではないと言ってしまうか。そういうふうに緩くするか。どういう状況なら10％というふうに厳しくするか？それはどうですか？

渋谷　例えば高齢者や基礎疾患がいろいろある人で、インフルエンザになってしまうと重症化する可能性がある場合、10%未満ではないとインフルエンザではないとは言いづらい。

名郷　そうですよね。そういう場合は低くしたいですね。例えば施設入所者がインフルエンザかどうかは見逃したくないから、より診断閾値は低くして、とにかく疑いがあれば検査をしないというふうに振れます。

和座　そうですね。

名郷　では逆に緩くしたい状況というのは、どういう状況でしょうか。蔓延させたくないと厳しくしようということですが、では蔓延させたい状況は？蔓延させたい状況を考えるなんてナンセンスと思うのですが、ベイズの面白いところは、そういうことが考えられるというところです。主観的にそういうふうに考えることの大事さですね。

例えばどういうことが考えられるかというと、自分たちが小学校のころを思い出してみると、「蔓延して学級閉鎖にならないかなぁ……」というときには診断閾値を上げたいですよね。「10人に3人がインフルエンザならもう全員インフルエンザではないということにしよう。そうするとインフルエンザでないと診断されたが、実はインフルエンザという人が流行を広げ学級閉鎖になるから、その方があなたもうれしいよね」みたいな。ベイズの優れたところはそういうことが考えられるところです。

蔓延させたいというのは例が極端すぎますが、少しインフルエンザが出てもちょっと許してもいいような状況……

和座　元気な人たちで体力もあるので、すぐに治るからいいのではないかということはありますね。

名郷 　そうですね。そういう元気な人たちなら、実際に診断閾値を上げているかもしれない、というようなことです。検査せずに、インフルエンザではないとして対応しようと。

和座 　それからタミフルが不足しているというような状況では、あまり使わないようにしようと考えますよね。

名郷 　そんなふうに、状況に応じて主観的に見積もっていくことが、診断にとって役立ちます。本当にインフルエンザかどうかを突き詰めていっても、判断にはつながっていかないけれど、「この人は高齢者の施設にいるんだな」という個別の主観的な状況をよく知っているかどうかというのが、臨床的には圧倒的に役立ちます。その時にベイズの枠組みがとても重要です。

和座 　研修医は大きい病院の中にいると、「絶対に見逃しては駄目だからとにかく検査をしよう」と何も考えずに検査をしがちです。ところがプライマリ・ケアのセッティングでは全て検査ができるわけではなく、どういうときに検査をすればいいか、考えなくてはなりませんね。

まとめ

主観的な見積もりの重要性

- その場に応じて
- 患者の個別の状況に応じて
- 主観的に診断閾値、治療閾値を見積もることが診療の質を上げる
- その見積もりをベイズの定理で定量的に数字で扱ってみるのも重要

ここまでのまとめ

名郷　ではここまでのところをまとめます。

事前確率10%で感度／特異度がともに90%の検査が陽性の場合、つまり事前確率は低いというときに、いい検査をするとどういうことが起こるかというと、事前確率10%なのでオッズは$\frac{1}{9}$、感度特異度90%というのは、陽性尤度比は9で陰性尤度比は$\frac{1}{9}$です。そうすると検査が陽性の場合事後オッズが1、確率50%と、一番迷う形になります。事前確率では10%と、ほとんど否定できているにもかかわらず、いい検査をして陽性となるとするとインフルエンザかどうか五分五分になってしまう。

逆に事前確率90%で、ほぼインフルエンザだと思われるという場合に、検査で陰性になると同様に事後確率は50%となり、また迷うことになります。

ですから事前確率10%のときには、診断閾値を下回っていたら検査をしない、事前確率90%のとき、治療閾値を超えていたら検査はしないとすればいいわけです。考えすぎると結果的に迷うことになってしまうのです。迷わないときに検査をしても役立たないということですね。

ところが研修医がしがちなのは、「この患者さんはインフルエンザだと思うので検査をします」というような状況です。本当はインフルエンザと思うなら検査をしなくていいわけですね。

眞田　私だったら経験が少ないので、インフルとは思っても自信がないので自分のために検査をしてしまうと思います。

名郷　そうですよね。でも、検査で確かめたくても検査結果によって確かめるこはできないということになってしまうわけです。

分からないときは検査をして、検査の結果に基づいてやればいいという意味ではいいけれど、その検査結果が正しいものを表しているというふうに思っては

いけないということですね。

> **まとめ**
>
> ## 復習
>
> ・事前確率10%で、感度、特異度ともに90%の検査が陽性
> $\frac{1}{9} \times 9 = 1$ → 事後確率　50%
> ・事前確率90%で、感度、特異度ともに90%の検査が陰性
> $9 \times \frac{1}{9} = 1$ → 事後確率　50%
> ・迷わないときに検査をしても役に立たない

history&physical万能主義

名郷　「history&physicalで、結局確率診断も除外診断もできず、分からないから意味がない」という人がいますが、それは間違いです。history&physicalによって事前確率が10%になれば、プライマリ・ケアの現場では、その疾患である可能性を実用的に否定したと言えるし、90%以上だったらほぼその疾患であることを確定します。だから、曖昧であってもhistory&physicalでかなり否定できたとか、history&physicalでかなり確定に近づいたというときには役に立ちます。

逆に、history&physicalで分からないというとき、これこそ迅速診断をすればいいという決断ができます。history&physicalによって診断に迷う、よくわからないと自覚できたからこそ、迅速診断が意味を持つ状況だと分かる。history&physicalでよく分からないときもhistory&physicalは役立っている。だから常に役に立つわけです。

まとめ

history&physical万能主義

・H&Pでかなり否定できた
・H&Pでかなり確定に近づいた　⇨　H&Pが有用

・H&Pでよくわからない　⇨　H&Pは有用でない？
　　　　　　　　　　　　　　　　↓
よく分からないからこそ検査が必要という判断ができる!

ベイズの定理について質問はありますか？

名郷 これで、診断に関するベイズの話は一通り終わります。
何か質問はありますか？

渋谷 エビデンスを重視した方がいいと思っていたのに、結構主観的に考えていいんだなということが分かりました。

名郷 主観を鍛えていこうということですね。主観でいいというより、主観だけでは駄目だから、その主観を外部のエビデンスを付け加えながら鍛えていこうということです。

和座 そうですね。鍛えていくんですよね。主観だけでやってしまってはいけないわけですから。
たくさんの症例を診ていく中で、ただ主観で診ても臨床的な力はつかない。やはり自分が患者さんを高次の医療機関に送ったときに自分の判断が評価されてくるかなど、そういったことは検証しないと分からないので、名郷先生がおっしゃったように主観は重要ですが、それに対する客観性もきちんと担保しなければいけない。相補うものだと思います。
そして先述のように、エビデンスを作って自分たちから発信していく。そういうことを若い人たちにどんどんしてほしいですね。

名郷 和座先生は、パルポの症例シリーズ研究でUpToDateに引用文献[3]があるんですよ。

和座 自分のクリニックでの成人のパルポについての研究を論文が掲載されたら、それがUpToDateに引用されたのですが、嬉しかったですね。ですからそういうふうに自分たちから発信しないといけないと思います。

名郷 私にとってはドクターベイズを使って研究をしよう！ということですね。
では次の章では治療について考えていきましょう。

文献
1) UpToDate:Diagnosis of seasonal influenza in adults（2013.12.11検索）
2) Call SA, Vollenweider MA, Hornung CA, Simel DL, McKinney WP：Does this patient have influenza? JAMA. 2005 Feb 23;293(8):987-97. Review. PubMed PMID: 15728170.
3) Waza K, Inoue K, Matsumura S：Symptoms associated with parvovirus B19 infection in adults: a pilot study. Intern Med. 2007;46(24):1975-1978. Epub 2007 Dec 17. PubMed PMID: 18084119.

chapter 4
第4章

風邪の肺炎予防と癌のスクリーニングを考えてみる

風邪クルズス

風邪に抗菌薬を投与するのはめちゃくちゃな治療か？

名郷　風邪は、実はウイルスだけではなくて細菌感染が混じっています。そういう中で今までお話した「診断閾値、治療閾値」を考えると、風邪の中には細菌感染症が1〜2割はあるのだから抗菌薬を投与すればいいのではないかというように治療閾値を下げている人がいます。そう考えると、日本には風邪に抗菌薬を使っている医師が未だに多いわけですが、そういう人たちは治療閾値を下げているだけ、それほどめちゃくちゃなことではない。今日の話から考えるとそういうことにもなりますよね？
この章ではそこについて少し考えたいと思います。
ここからは鹿野先生にも参加していただきます。鹿野先生は眞田先生と同じ、東京北社会保険病院（現 東京北医療センター）の研修医です。

では、改めて、抗菌薬を投与するかしないかということで風邪の治療閾値を考えたときに、何%が細菌感染症だったら抗菌薬を投与しますか？
一般的には大体1〜2割が細菌感染と言われています[1]。最近は副鼻腔炎でも細菌感染は1割以下しかないといった報告もあります[2]。

風邪患者に抗菌薬を投与してその効果をみたRCTが1990年代のLancetに掲載されていますが、その結果は風邪といっていた中の2割くらいが細菌感染だったと。その2割については抗菌薬が著効を示したという論文[1]ですが、そういう状況であれば全員に抗菌薬を投与してしまうか？2割が細菌感染症であったら全員に抗菌薬を投与することを妥当だと思うか、思わないか。

眞田　思わない。

渋谷　思わない。

名郷　思わないですよね。そういう意味では、風邪の患者の6〜7割に抗菌薬が処方されている日本の現状はかなりエキセントリックだと思います。

でも患者さんの中には、1〜2割が細菌感染症で、中耳炎や副鼻腔炎、肺炎になるのを予防できるなら抗菌薬を飲みたいという人がいると思います。だから、個別には閾値を下げて抗菌薬を投与した方がいい場合がある。
そういうことをふまえて、風邪症候群に抗菌薬を投与するのは本当に馬鹿げたことなのか？ということをちょっと考えてみたい。

風邪に抗菌薬を使うかどうかというときに、一体風邪の中の何%が細菌感染症だったら抗菌薬を投与しますか？

和座　　60%。

渋谷　　60%。

眞田　　40%。

鹿野　　40%。

名郷　　意外に低いですね。

和座　　私が60%と言ったのは、例えば基礎疾患がある場合などもすべて含めてですが、そういう個別な背景を考慮すれば当然数字は違ってきますよね。

渋谷　　どのくらいで抗菌薬に耐性菌が出るのかが分からないので、ちょっと迷ったのですが……。

名郷　　そうですね。オランダの中耳炎のガイドラインでは、3日間は抗菌薬を投与してはいけないというふうになっています[3]。つまり3日間で7割は治るということなんですね。3日間投与しないで、悪くなる例だけに抗菌薬を投与するようにしたら耐性菌が激減したといいます。
例えば60%が細菌感染という場合に、40%の細菌感染ではない例に抗菌薬を投与

すると耐性菌は増えるけれど、この細菌感染の割合が8割、9割であれば耐性菌は減るわけですね。

それでも、1割でも細菌感染症があれば抗菌薬を使うということにも考え方によっては妥当な面はあるということです。風邪はウイルスだから抗菌薬は効かないということではないということです。細菌感染症が1割は入っているのですから。ということですよね？

この例を、例えば癌のスクリーニングと考え合わせてみます。癌のスクリーニングも大半は無駄なわけですね。でも1人でも癌が救えるのならやった方がいいというのと、抗菌薬の使用は似たような構図になっている。検診のスクリーニングに対してはあまり抵抗はないけれど、風邪に対する抗菌薬は問題視されている。この違いは一体何なのか？

渋谷　アウトカムが違うとか？

鹿野　そもそも肺炎を予防することを目的として抗菌薬をもらいにくる人は少ないのではないかと思うのです。症状がつらいからくださいとか。

名郷　でも、抗菌薬が症状を軽くするというエビデンスはない。

鹿野　もちろん、そうです。患者さんからみればいうことですが。

名郷　そうですね。そういう人が多いと思います。抗菌薬を飲むと症状もよくなり早く治ると思っています。でもそれも医者が作ったイメージですね。医者がたくさん抗菌薬を出すから、風邪は抗菌薬を飲むものだと患者さんは思っている。

私も開業してから、中学生が一人で来たのでカロナールを処方して帰したら、あとでお母さんから電話があって「39度も熱があるのに抗菌薬が出ていないの

はどういうことですか？」と言われたことがあります。
それは患者の希望ではあるけれど、患者が勝手に希望するわけなく、長い時間の医者の処方行動のいきつく果てに、そういうふうに患者が教育されたわけです。ただ患者の希望に沿って不要な抗菌薬を処方しているということをここで問題にしたいわけではありません。
話が少しずれてしまいましたが、渋谷先生が言ったアウトカムの違いというのは？

渋谷　癌のスクリーニングだったら、最終的に命を落とすというところまでいく。でも肺炎は基本的には治るものなので。

名郷　予防しなくてもかかってから見つければ治る。そういうところはありますね。
逆に、肺炎ではない人に「肺炎です」と言うのはそれほど罪は重くない。ところが癌ではない人に「癌です」と言うのはとても罪が重い。

渋谷　そうですね、確かに。

名郷　検診で見つかった乳癌の30％は過剰診断だという論文[1]が出ていますが、そう考えると癌のスクリーニングもどうですか？

和座　先生のお話がちょっと見えないのですが、風邪に対して抗菌薬は出すべきではないと最近では言われているけれど、エビデンスを見ると実は風邪に対して抗菌薬を使うことによって助かっている例もある。でも副作用などを考えれば積極的に使うべきではない、ということですか？

名郷　そういうことではなくて、2,000人に乳癌のスクリーニングをして1人の乳癌死亡が減るというのと、風邪症候群の1割が細菌感染で抗菌薬が有効だったというのは、似ている状況だと思うのですが、一方は「乳癌のスクリーニングは進めよう」、他方は「風邪に抗菌薬はやめよう」と。その違いは何かと。

渋谷先生は「乳癌は死んでしまうから取り返しがつかない。でも肺炎は予防しなくても治療できるから」と。確かにその通りだと思うのです。

ところが、これを「害」という視点で見ると、肺炎でない人に「肺炎です」と言ってもそれほど大きな害はないけれど、乳癌でない人に「乳癌です」と言うのは害が大きい。
そうすると、乳癌のスクリーニングはやめた方がいいという視点もあり得るということです。

でも、乳癌のスクリーニングはやめた方がいいというふうにはならない。これは風邪に抗菌薬というのと同じ構造だと思うのですね。
つまり「医療を提供した方がいい」というふうにどちらも振れるわけです。何かやった方がいいというふうに。だから「風邪に抗菌薬が使われるのはおかしい」と責めても駄目で、「乳癌スクリーニングもやめよう」という考え方も考慮に入れないと状況は変わらない気がします。
さて、着地が難しくなりましたが、そういう考え方については、次章で、感染症専門医の岩田健太郎先生と議論したいと思います。

文献
1) Kaiser L, Lew D, Hirschel B, Auckenthaler R, Morabia A, Heald A, Benedict P, Terrier F, Wunderli W, Matter L, Germann D, Voegeli J, Stalder H: Effects of antibiotic treatment in the subset of common-cold patients who have bacteria in nasopharyngeal secretions. Lancet. 1996 Jun 1;347(9014):1507-1510. PubMed PMID: 8684101.
2) Gwaltney JM Jr: Acute community-acquired sinusitis. Clin Infect Dis. 1996 Dec;23(6):1209-1223; quiz 1224-1225. Review. PubMed PMID: 8953061.
3) Appelman CLM, et al.Otitis media acuta.NHG-standard. Huisarts Wet.1999; 42:362-366
4) Bleyer A, Welch HG: Effect of three decades of screening mammography on breast-cancer incidence. N Engl J Med. 2012 Nov 22;367(21):1998-2005. doi:10.1056/NEJMoa1206809. PubMed PMID: 23171096.

chapter 5

名郷直樹が聞く。
岩田健太郎の考える
「風邪」とは？

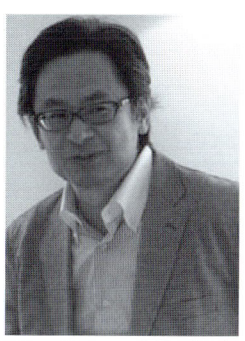

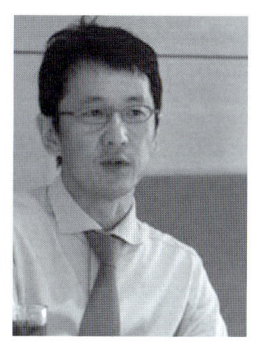

N. Nago MD　　K. Iwata MD

風邪クルズス

名郷直樹が聞く。
岩田健太郎の考える「風邪」とは？

岩田健太郎先生　[聞き手] **名郷直樹**

放っておけば治るのが風邪

名郷　この章ではスペシャルゲスト、岩田健太郎先生に登場していただきました。先生との対談は3回目ですね。先生に呼んでいただいて「思想としての感染症」、「構造と診断」というテーマで対談をしました。今日の対談もそういう流れの位置付けで、「風邪」について考えたいと思います。

まず、今の標準的な感染症の教科書などで「風邪」というのは、一体どんなふうに定義されているのかというのをお聞きしたいと思います。

岩田　定義はないです。common coldというようなものがあって、多分ぼくの理解では、例えば鼻水が出たり、喉が痛くなったり、self-limitingなこととして説明されています。それはメタ分析では、鼻炎であったり、喉の炎症であったり、上気道の感染症といった言葉に置き換えられて使われていることが多いと思います。

名郷　感染症専門医として、あえて風邪をカチッと定義するとどういうふうになりますか？

岩田　風邪に限らず、カチッと定義するのは放棄した方がいいのではないかと最近思っています。というのは、カチッと定義しようとすると必ず例外事項が出てきて「これは合わない」とか「あれが合わない」ということになる。「定義」というのは言い換えるといわゆる「診断基準」だと思うのですが、睡眠時無呼吸症候群や線維筋痛症のように、診断基準のうちのいくつを満たすとその疾患とするという考え方を風邪に当てはめてしまうと、多くの人は風邪から取りこぼされてしまう。また逆にぼくたちがいわゆる風邪と認識してないようなものも風邪に入ってしまうということになりかねない。患者さんも医者もなん

となく風邪と了解できる、そのくらいファジーな、グレーなものでいいのではないかと思うのです。

でもあえて岩田的に定義をするならば、「抗生剤を使わなくても勝手に治る上気道症状」を風邪と言ってもいいのではないかと思います。

名郷　なるほど。
最後の「抗生剤を使わなくても放っておけば治ってしまうようなもの」というふうに定義すると、時間軸が入っているので、今診ている患者さんでは判断することはできない。今、患者を目の前にして風邪を定義するとしたら、どんなふうになりますか？

岩田　それは未来を見据える判断の問題ですが、それでもぼくの場合、抗生剤を出さないと判断をするわけです。抗生剤を出さなくても治るだろうなという見込みがあるから出さないのであって、先生の言う時間軸は一応自分の中で射程に入れてみているわけですね。

名郷　その時点で抗生剤を使わなくても治ると見込めると判断された患者が風邪患者である。

岩田　そうです。だから、今の日本の場合には、風邪に抗生剤があまりにも常識的に出されているので、この定義をそのまま現場に適用すると、「自分のところには風邪の患者はいない」という医者が出てきてしまいます。

ウイルスか細菌かに意味はない

名郷　一般的に「細菌が原因ではなくてウイルスが原因で上気道に炎症の主座がある感染症」といった定義がありますよね。「なんとなく」ではなく、そういうふうに定義した方が、より話が通じやすいという気がするのですが。

岩田　実はそうではないんです。
　　　教科書には、「風邪と急性気管支炎の9割くらいはウイルスが原因」と書いてあります。ということは1割は細菌だという話になります。基礎研究の領域では、ウイルス、細菌というふうに完全にパキッと分けることはできなくて、例えば咽頭などでウイルスのアクティビティがあるとそこには細菌もくっついていて、細菌も何かの代謝的な活動をするわけですね。だから、それは見方によっては細菌が活動しているという解釈もできなくはない。細菌性肺炎が二次感染で起きることもあるわけですが、二次的に細菌感染が起きなかったとしても、いわゆる基礎実験のレベルでは細菌はうじゃうじゃと動いているのですね。それを細菌感染と呼ぶか呼ばないかというのは、結構恣意的な問題です。それについて「風邪の患者さんでもウイルスの活動が細菌の活動の原因になっていて、細菌はうじゃうじゃ動いているんだからやっぱり抗生剤で叩いておかなければ駄目だ」という理屈を持ち出す人もいるわけです。従って、原因がウイルスか細菌かという二元論的な分け方をしてしまうと、それに対する抜け道ができてしまう。さらにどちらかに分けられないグレーゾーンができてしまうので、案外うまくいかない。

名郷　時間軸で見たとしても、細菌であっても勝手に治ってしまうものがあるし、ウイルスであっても長引いて治らないものがあったりと、実際の事象は二元論的になっていないということですか。

岩田　そうです。だから、細菌かウイルスかというのはどうでもいいとぼくは思っています。
　　　実は同じことが急性中耳炎や急性副鼻腔炎についても言えて、原因微生物を言い

当てるというのはすごく難しいんですね。今の診療ガイドラインでは、急性中耳炎にしても副鼻腔炎にしても、軽症のものは抗菌薬なしで対症療法をすると記載されています。副鼻腔炎は、例えば10日以上続く場合は抗菌薬を使いましょうとなっているんですね。つまり患者が軽症か重症かだけで決めましょうという発想になってきていて、原因微生物が何かということを不問に付しましょうというのが了解されてきていますね。

風邪も9割がウイルス、1割が細菌といった議論がありますが、そこはあまり考えず、とにかく抗菌薬なしで治るか治らないかという、その1点だけに収斂させれば外来的には簡単でいいのではないかというのがぼくの意見です。

名郷 岩田先生は「そう考えれば簡単だ」と思われるかもしれませんが、大多数の医者は、やはり「肺炎だったらどうしよう」とか、「中耳炎だったらどうしよう」、「副鼻腔炎だったらどうしよう」、「扁桃炎だったらどうしよう」と思っていて、「勝手に治るから放っておいていい」という判断自体が非常に困難です。先生が「簡単だ」とおっしゃるところをもう少し詳しく語っていただきたいのですが。

岩田 いえいえ、話は簡単なんですけど、風邪診療は難しいです。抗生剤を使わないものを風邪と言った方が分かりやすいというだけで、診療そのものは難しい。抗生剤なしで帰してみたらだんだん悪くなって、やっぱり肺炎でしたというようなことはあるし、あるいは全然違うものだったということはある。だから、診療そのものは非常に難しいですね。

難しいのですが、そう言って全部に抗生剤を出してしまうというのは困るので、ちょっと喉がいがらっぽくて鼻水が出て熱は7度1分。でも既往歴はなく元気という場合、抗生剤を出す必要はない。そうすると風邪のど真ん中みたいなものは、やはり抗生剤なんか出さなくていいでしょうということになるわけですが、これが80歳のおばあちゃんで、3日前から微熱があって咳が出ているといった場合は難しい。

だから、風邪と一言で言っても、中心から離れれば離れるほどややこしいものに

なっていくわけですね。

名郷　それを風邪なのか、風邪でないのかということはナンセンスで、80歳のおばあちゃんが3日前から微熱で、咳・痰が多くなってきたというのは、仮に風邪であったとしても、風邪と言わない方がいいという問題なわけですね。だから、風邪の定義は重要ではないと。
とは言っても、風邪のど真ん中とか、ど真ん中ではない風邪と言っているとわけがわからなくなってくるので、そこを今日は話したいという感じですね。

感染症の歴史を振り返ると

岩田　そもそも感染症というのは微生物が起こす病気だということは皆さんが了解していますよね。ところが歴史的にみると、それが分かったのは比較的最近のことで、昔はあまりよく分かっていなかった。例えばインフルエンザは、17世紀のイタリアで、空の星の動きで病気が流行ると信じられていた。つまり天体のinfluence、影響によって病気が流行るというのでinfluenzaという名前が付いたんです。マラリアは、語源はmalariaで、空気が悪くなると起きる病気だと思われていたのです。それをレーウェンフックという人が初めて光学顕微鏡を作って、世の中には肉眼で見えないものが生きているんだということが分かったわけです。その後ドイツ人の微生物学者のロベルト・コッホが$Bacillus\ anthracis$（炭疽菌）を使って動物実験をして、コッホの原則を確立します。動物実験で炭疽菌を動物に入れると炭疽という病気を起こす。その動物から炭疽菌を取り出してまた別の動物に入れるとまた炭疽という病気になる。それによってこの炭疽菌が炭疽の原因と考えられたというのが、コッホの原則です。

コッホの時代から、ある微生物がある感染症の原因であるという疾患モデルみたいなものができて感染症の世界は分かりやすくなりました。これをコッホは1微生物1疾患と名付けたのです。炭疽菌-炭疽、マラリア原虫-マラリア、結核菌-結核、HIV-エイズのような。

でも、今はそうではないですね。例えば、風邪の原因はコロナウイルスとかライノウイルスと言われていますが、同じライノウイルスであっても、鼻風邪で治ってしまうこともあれば、80代のおばあちゃんが3日前から微熱で、咳がどんどんひどくなるということもある。そうすると1微生物1疾患ではない。従ってある微生物が起こしている病気というふうにひと括りにはできないし、それはもっというと、今までは検体を採って微生物を見つけたり診断していたけれど、検体を採って微生物を見つけても、決してそれで診断が付くわけではなく、その患者がどんな状態かということで判断は変わってくる。

ライノウイルスが見つかりましたということは、判断の助けにはならないんですね。

21世紀の今は、微生物を取り出してその微生物を殺す薬を作ることによって、あるいはワクチンを作ることによって、感染症対策ができるということではないということが分かっているわけです。インフルエンザに、例えばタミフルやリレンザという薬があっても、それをどう使うかというのは、実は目の前の患者を診なければ話にならない。その広がりというのを、そのまま広がりのまま見ましょうということです。それは1微生物1疾患というモデル、ぼくたちがかつて素朴に信じていたモデルを捨ててしまえば、あまり難しい理解ではないと思うのです。

名郷　もともと風邪というのは、いろいろな原因があると思われていたわけですが、原因が細かく分かってきても、その細かい原因によってそれぞれ名前を付けて一つの感染症にするという流れにはならなかったわけですね。風邪は、いろいろな原因があっても「風邪」とまとめておけばいいと。

岩田　医学の歴史というのは、まずは死ぬ病気から対策を始める。そうすると人がどんどん死んでしまう結核やマラリアは対策の対象になります。だから「私の専門は風邪です」という微生物学者はいない。本当はこんなにcommonなものなのですけどね。

名郷　そうですね。私などは「何の専門家？」と聞かれたら「風邪の専門家です」と言えるほど、毎日風邪ばかり診ていますが。

今日は実は「岩田健太郎に新しい風邪の定義をしてもらおう！」というようなことを考えていたのですね。でも定義自体が無意味であるということは、とりあえず大事なポイントです。

風邪に抗菌薬はなぜ出されるのか？

岩田　例えば名郷先生のように毎日たくさん風邪を診ていると、風邪の患者さんを診れば「これは風邪だな」と言い当てることはできると思うのです。では何をもって「これは風邪だ」と言い当てているかというと、多分要素の寄せ集めで言っているのではないと思う。最近ぼくはゲシュタルトという言葉を使っていますが、見たまま「これは風邪だ」というのがあるのではないですか？「あれは東京駅だ」というのは見れば分かる。「レンガが積んであってその隣にもレンガがあって、さらにその隣にもレンガがあって……それが東京駅です」と説明しても、聞いている方はさっぱり分からない。でも見れば分かるというのがありますよね、「あれは東京駅だ」と。どこをもって東京駅だと識別しているかは分からないし、これは脳科学の領域なのかもしれないけれど、あれを見れば東京駅だと一目瞭然で、では何をもって一目瞭然かというのはやはり全体像だと思うんですね。セザンヌの絵とか、モーツァルトの音楽と同じような方法で風邪を風邪と認識する。そういうイメージなんです。

名郷　その「見れば分かる」という中に、実は治らなかったりするものがあったり、結局抗菌薬が必要になる人がいたりということがあるので、現実は、見れば分かる、分からないという二分法になる。

岩田　二分法だと危険だからリスクヘッジしようということが、風邪に抗生剤を出すというような流れになるわけですね。治るもの、治らないものという二分法はあまりにも安易で、それで失敗することもあるということで抗生剤を出すという流れになってきたわけですが、結局それではうまくいかないだろうという議論が最近起きているわけです。抗生剤に副作用があったり、あるいは耐性菌が増えたりということは、以前から議論されていたわけですが、昨年、「Azithromycin and the Risk of Cardiovascular Death」という論文がN Engl J Med誌に掲載されました[1]。アメリカでアジスロマイシンが販売開始になった1992年から2006年にかけてのデータを集めたコホート研究で、結果はアジスロマイシン投与群で心疾患による死亡だけでなく全死亡率が上昇

するというものでした。そうすると、リスクヘッジのために抗生剤を出すという行為そのものが実はリスクそのものであるということが分かって、それはリスクヘッジではなくて、リスクヘッジしたつもりになっているだけということになるわけです。

名郷　今の話から考えれば「風邪に抗菌薬を投与するのはおかしい」と、誰からも了解が得られるはずであるにもかかわらず、世の中の風邪の6～7割に抗菌薬が投与されているという現状があります。だから、そこも込みにして、風邪をどう考えるか？そのへんはどうですか。

岩田　日本で風邪に抗菌薬が出されている理由には、例えば風邪だと思っていたのに実は肺炎だったというトラウマがある、あるいは患者さんがどうしてもほしいと言ったなど、いろいろなサイドストーリーがあります。でも、それは本当の理由ではないと、ぼくは思っているんですよ。お金儲けのためにやっているという、ときどき耳にする「陰謀論」も違うと思います。

では、なぜ風邪に抗菌薬を出すのか？ぼくはその「なぜ」というのがないからだと思います。

名郷　考えていない。

岩田　考えていない。というのは日本の医者のほとんどはそもそも外来診療のトレーニングを受けていないのですね。病棟のトレーニングはある程度受けていますが、外来は研修でも自分で自学自習して、工夫して、アンチョコを見ながらやるわけです。ですから方法論とかメソドロジーみたいなもの、あるいはプリンシプル（原則）がないのです。「外来診療かくあるべし」みたいなものがない。そうすると「上の先生は風邪の患者さんにフロモックスを出していたな」という感じで、フロモックスが出されていくわけです。

名郷　確かにそういう面はありますね。今でこそ減りましたが、私が医者になったばか

りのころは「風邪のなんとか処方」とか、ありましたよね。

岩田　加えて、やはり大きいのは、製薬メーカーのマーケティングです。
そして医者の習慣。市場調査会社が出している「2010年データ、Visiongain. Antibacterial Drugs：World Market Prospects 2012-2022」によると、セフェム系経口薬の売上ナンバー1はフロモックスで売上ナンバー2はメイアクトです。しかもそのマーケットは日本が独占しています。つまり世界で売られているセフェム系のナンバー1、ナンバー2の薬剤は、ほとんど日本で使用されている。日本のドクターだけが独占的にフロモックスとメイアクトを使っているということです。

問題は、なぜ日本でだけ特異的にフロモックスとメイアクトだけが消費されているか？ということですが、これはタミフルや降圧薬についても言えますが、「習慣」だと思います。

名郷　今の結論を私なりにまとめると、日本の医者はこれまで基礎研究で学位を取ってという流れでそのまま臨床に入ってしまっている。そのうえ外来のトレーニングを全くしていない。それがフロモックスやメイアクトの大部分を日本が消費するという構造を作ってしまっているということでしょうか。

岩田　そういう部分は大きいと思います。

名郷　うーん、そうですね。ただ、抗菌薬を出すか出さないかというのはそれほど単純ではなく、私も開業しているので小児の風邪を毎日たくさん診ていて、抗菌薬が必要だと思って出している小児科の開業医は多い気がします。

診断の詰めが甘い

岩田　診療ガイドラインとか、エビデンスということが言われ出したのはごく最近のことで、日本は戦後何十年も流派でやっていた。「うちの医局ではこうなっています」と。術前のクリニカルパスに介入して「なぜこの抗菌薬をここで出しているのですか？」と聞くと、「ずっとこういうやり方をしているんです」という感じです。

それからもう1点は、診断に対しては詰めが甘い人が多い気がする。気道症状が全くない患者に対してもすぐに「風邪」と言いがちですね。

名郷　そうですね。

岩田　「CRPが高い」で止まってしまっているところも問題だと思うのですね。「CRPが高い→抗生剤」というところがあって、CRPが高くないから抗生剤は要らないとなる。ではなぜこの人は熱が出ているの？というところを見過ごしていると思います。
最近「ドクターG」のようなエンターテイメント番組もあって、若手のドクターの間では診断に対して熱心に取り組む気運が高まってはいますが。これまでは、診断に対しては詰めが甘く、現象そのものに対して対応して良しとしてしまうところがあった。熱があれば下げる、抗生剤を出す。カリウムが高ければ下げる。なぜカリウムが高いのかが放っておかれて副腎不全が見逃されていたりする。表面的な現象にだけ対応してしまうということが多いとぼくは思っています。

診断が甘いということも、風邪と風邪ではないものの区別を難しくしている。「よく見るとこれは風邪で、これは風邪のように見えるけど違う」というのは、その見る眼差しの深さに依ります。

名郷　この本の前章で、研修医と1名の開業医の先生を相手にカンファレンスをし

て、風邪の治療閾値を何％くらいに置くかという話をしました。
先生なら「抗菌薬なしで様子をみましょう」とした場合、100人のうちどれくらいは抗菌薬なしでそのまま治っていくと思いますか？

岩田　100人ですか？　治っていかない人は多分ほとんどいないという感じですね。

名郷　1,000人だったら？

岩田　1,000人だったらいると思います。でもその100人のうちにも遷延する人はいます。先日経験したことですが、「風邪ですね」と漢方薬を出して帰した患者さんが、翌日「よくならない」とまた受診したのですね。症状は増悪しているわけではなく、遷延しているわけです。翌日はぼくが不在で、他の医者が診察したのですが、念のためと入院させた。CTを撮って影はないけど肺炎を考慮して治療しましょうということになったのですね。その患者さんが「あの先生はCTを撮って抗生剤までくれたのに、先生は何もしてくれなかった」と後でさんざん文句を言われました。

名郷　でも、それは風邪ですよね。

岩田　多分そうだと思います。でも日本人の患者さんは、次の日によくならないと別の病院へ行ってしまう人が多いですね。「次の日にはすぐにはよくなりませんよ」とぼくはちゃんと説明しているんですけどね。

　　　だから、そういう例は結構あると思いますが、抗生剤を出さなかったためにダーンと悪くなったという例は、あまり経験がないですね。

名郷　それはすごい。私は、特に子どもの場合「これは風邪なので大丈夫ですよ」と言っても1割少しは駄目だったりする。

岩田　それは実際にはどういう患者さんですか。肺炎ですか？

名郷　肺炎だったり、中耳炎だったり……数日では治らない例が1割はいます。中には川崎病が混じっていたりもします。

岩田　川崎病は難しいですね。ぼくも初診で言い当てられなかった苦い思い出があります。でも、川崎病は、気道症状があまりないので、少なくとも抗生剤を出してどうこうなる病気じゃないなというところまでは詰められますよね。
逆に言うと、風邪だと思っていたのに違いましたというのは抗生剤でどうこうなる病気ではないことの方が多いですね。

名郷　今のは大学病院のセッティングでのお話しですか？

岩田　いえ、大学病院ではほとんど風邪は診ないです。ぼくが外来をお手伝いしている市中病院です。そこでぼくは初診外来をやっています。

名郷　先述した前章のカンファレンスで、みんなに治療閾値を聞いたところ、研修医が5割とか7割と応えたのですね。
だから、今の「診断を詰める」というのが一体どういうことかということを、この対談の中でいろいろ聞きたいと思います。

岩田　その5～7割というのはどういう内容ですか？

名郷　発熱で受診した患者さんで「風邪だから抗生剤は出さなくてもいい」と自分が思っても、そのうちの5～7割が風邪で、残りの3～5割が風邪以外かもしれないという感覚なのですね。私自身は風邪が9割とか9割5分くらいと思っていたのですが。

データから考える

岩田 ぼくはほとんどすべての患者さんのフォローはしています。よくなったかどうか。多くの場合は電話ですが。

名郷 これは危ないという例にですか？

岩田 いえ、ほとんど全員です。
名郷先生もドクターベイズ（注1）でデータを取っていらっしゃいますけど、ぼくも自分が判断したものがどうなったか、フォローアップをして自分の診断の質を担保しようとしています。失敗のデータを作っているのです。中国の診療所にいたときも、亀田総合病院でもほぼ全例をフォローしていました。ほとんどは電話ですが、ちょっとあやしいなという患者さんには「明日も来てください」と言って、翌日「先生、よくなりました」と言われれば、「ああ、やはり予想どおりでしたね」とか偉そうに言ったりします（笑）。

名郷 実際のそういうデータってありますかね？初診の時点で、いわゆる一般的な風邪症状の患者さんが1ヵ月後のフォローでどうなっていたかというような。

岩田 そういうデータ、作りたいですね。作れるのではないですか？

名郷 案外ないですよね。そうですね。作れますね。

岩田 実は震災のときの石巻の避難所のカルテのデータが残っているので、これから研究しようと思っているのですが、カルテを見ていて気付いたのは、瓦礫の粉塵で慢性の咳が出ている人に抗生剤が出されているのですね。全国からドクターが週代わりで来て、毎週毎週、違う抗生剤を出し続けているんで

注1：(株)マクロスジャパンが、名郷らの監修で開発したベイズ統計に基づいた診療支援システム
http://www.macros.co.jp/merchandise/drbayes/index.html

す。カルテを遡って見ると、6週間くらい前からずっと咳が続いていると言っているのに、また抗生剤を出している。闇は深いなぁとそのカルテを見て思いました。

その石巻の避難所のカルテを見直して、抗生剤がどんなふうに使われ続けているかを分析すれば、普段の診療の態度も予見できるのではないかという気がしています。震災のときに実施された医療を分析して次に活かさないと、ただみんなが頑張って支援したというだけでは駄目だとぼくは思っています。

そういうことは、もちろん実臨床でもできると思います。

名郷　　そうですね。

岩田　　ちなみにインフルエンザでもそういうことを少しやっていて、2009年にインフルエンザのパンデミックが日本で起きたときに、日本感染症学会は全員にタミフルを処方するべしという指針を出しました。つまり1疾患1病原体モデルです。インフルエンザはご存知のように勝手に治ることが多いのですが、中には喘息のある人とか肥満のある人が重症化して入院したり、ARDS(acute respiratory distress syndrome、急性呼吸窮迫症候群)を起こして亡くなる例もあります。いや、最近のスタディーでは感染者の大多数は無症状だったことが分かっています(The Lancet Respiratory Medicine，2014；2；445-454)。ウイルスでも振る舞い方が患者さんによって違うわけですね。ところが全員にタミフルを出すということになった。

それでぼくは、タミフルを出す群と出さない群で小さな比較試験をしたのですが、結果は両群には差はありませんでした。対照群には漢方薬を出したのですが。その論文は日本プライマリ・ケア連合学会誌「General Medicine」に掲載されました[2]。同じように抗生剤でも対照試験ができると思います。

リテラシーを上げても駄目？

名郷 被災地で抗菌薬がそんなに出ていたこともなぜだかよく分かりませんが、「なぜ？と考えないから」というのもぼく的にはちょっと腑に落ちない。
その抗菌薬についてもタミフルについても「処方してください」という一定の患者ニーズもありますよね。例えばどうしても抗菌薬がほしいとか、タミフルがほしいという患者に、「ランダム化比較試験という質の高い研究で、単に20時間くらい治るのが早くなるだけだと分かっているのですよ」と説明してもあまり役には立たないわけですよね。

岩田 立たないですね。それでも「出してください」と言われる。

名郷 大多数は説明すればするほど悪循環になって「では別のところでもらいます」ということになってしまいます。でも中には説明すると「それならいらない」と言う人もいるのですが。

岩田 JAMAのスタディでは、きちんと説明すれば案外分かってくれる患者さんが多いというデータが出ています[3]。言い方次第というのもあるかも知れません。ぼくがよく使うのは、痰をとってグラム染色を顕微鏡で見て「ああ、あなたの風邪は抗生剤がいらないタイプですね」と言ったりする。

名郷 （爆笑）

岩田 「あなたの風邪は特別なんですよ」と言う、それは割と説得力があります。患者は自分を常に「特別扱い」してほしいんです。

名郷 でもそれは言ってみれば洗脳するのと手口が似ていますよね（笑）。もうリテラシー※の問題ではないということですか？

※リテラシー：正しく読んだり書いたりする能力

岩田　いや、リテラシーの問題です。リテラシーの問題だけど、リテラシーを上げることによって解決するということに対しては絶望的なんです。

名郷　それはもうリテラシーの問題ではないということではないですか？

岩田　いや、問題の原因はリテラシーの問題なんですよ。

名郷　原因は、ということですね。

岩田　原因はリテラシーの問題なんだけど、リテラシーを上げることで解決するのは極めて困難なので……、デマゴーグのようになってしまいますが……。
でもテレビのコマーシャルというのが存在しているということが、要するに人間はイメージでものを見ているということを担保しているようなものですよね。

名郷　そのイメージというのも「こんなちゃんとした研究で大して効かないという結果が出ています」というのも一つのイメージにもかかわらず、そういうイメージは伝わりにくい。それも言ってみればイメージですよね。

岩田　確かにそうですね。エビデンスも患者さんからみれば一種のイメージですね。JIKEI HEART study[4]（注2）でエビデンスが出たなんて、まさにイメージですからね。

名郷　抗菌薬を投与しない方がいいというゴールが明確なときは、個別の戦略で話もできますが、迷うときもありますよね。そういうときは先生はどうしていますか。

岩田　迷うときは、患者さんに「迷っている」と言ってしまいます。

注2：論文データに捏造があり、論文自体が撤回された。

微妙な症状で、コテコテの抗生剤を使うという感じでもないし使わないという感じでもない。迷っているので出しておきましょうというときもあるし、明日また来てくださいという場合もあるし、相手次第という感じですね。

名郷　印象深い経験があって、中学生が午前の外来を受診して抗菌薬を出さずに帰したら、夕方お母さんから「39度以上も熱が出ているのに抗菌薬が出ていないっていうのはどういうことなんですか？」と苦情の電話が入った。びっくりした経験ですが、だから迷うんですね。こちらの提供する医療がはなから信用されていない。先ほどのような個別の戦略を使って話をしても、お母さんが出てきて「どうなっている？」というようなことがあるから、常に迷うわけです。

岩田　そういうことはありますね。先日、腎盂腎炎でとても苦しんだことがあって今も腎盂腎炎ではないかすごく心配だという無症状の女性が来て「尿検査をしてほしい」と言うのですね。ぼくはイヤだと言いました。「貴女は今痛みもなければ熱もない。だから尿検査をする必要はないのに、尿検査をすれば細菌が見つかるかも知れない。貴女の心配の度合いから考えるとますます心配が募りますよ」と。ちなみにその方は月18万くらいかけてプロポリスを飲んでいて「このプロポリス、いいんですよ。知り合いの末期の子宮頚癌が治ったんですよ」という感じでした。

でも39℃の熱に抗生剤を出さないと言って怒るお母さんにはもう謝ってしまうしかありませんね。難しいです。これはほとんどアートの世界ですから。

不要な抗菌薬処方、どうしたら減るのか？

名郷　ところで、いわゆる風邪に対して抗菌薬が処方されている率というのは、徐々に下がってはいるのでしょうか？

岩田　抗菌薬の使用量そのものは減っています。日本は、80年代の後半くらいに最も抗菌薬の使用率が高かったのですが、今はアメリカに取って代わられています。今アメリカでは日本以上にこういう深刻な問題が起きていて、外来の抗菌薬の使い方がめちゃくちゃです。ガイドラインなどがあれだけ整備されているにもかかわらずです。

名郷　それを考えると、確かにリテラシーの問題ではないという感じはしますね。アメリカの教科書にはちゃんと書いてありますよね。日本の教科書には風邪について書いてありませんが。

岩田　ぼくはアメリカよりも日本の方が改善のチャンスがあると思っています。最近、山本舜悟先生[5]や岸田直樹先生[6]が非常に面白い風邪の本を出していますよね。それによってプライマリの領域では風邪に対する注目度も上がっているし、風邪の診方というものについて医者のリテラシーが少しずつ上がってきていると思います。日本はよくも悪くも空気の文化なので、空気が醸成されれば抗菌薬を使わなくなる可能性は高いと思っています。

名郷　でも、アメリカでそんなに抗菌薬が使われているのはなぜでしょう？

岩田　まず一つは、製薬メーカーのプロモーションでしょうね。アメリカの製薬メーカーのプロモーション費用は何兆ドルとも言われています。The New England Journal of Medicineのチーフエディターが「製薬メーカーの影響が大きすぎる」と警鐘を鳴らした書籍を出版しましたが、当のN Engl J Med誌すら、ページの半分は薬剤の広告です。N Engl J Medも広告収入がなければやっていけないわけですね。テレビでも処方薬がCMされています。バイ

アグラやレボフロキサシンなどを患者さんにイメージ戦略で訴える。幸せそうな夫婦が「バイアグラのお陰でこんなに幸せ」みたいなCMがスーパーボウルの合間に流れるわけですね。ですから患者さんから「あのテレビでやっているバイアグラを出してほしい」と言われたら、NOとは言えないですよね。

名郷　それは何となく分かりやすいですね。薬も消費物の1個にすぎないということで。
でも日本は雰囲気というけれど、例えばフロモックスなどは結構高いですよね。風邪にかかったときにそのフロモックスがなければこんなに安い、というようなことはどうでしょうか？高い薬でも、治る方がいいみたいな感じですかね？

岩田　というか、こんなに何時間も待たされて、横柄な医者の言葉にも耐えて、これで「薬は出しません」はないでしょうみたいな（笑）。

名郷　それは根深いですね。

岩田　ぼくだったら風邪をひいたら医者に行かないという選択肢が、一番お金もかからないし時間の浪費もないと考えますが。

名郷　そうするとうちのクリニック、つぶれるけどね（笑）。
でもコストを問題にすればかなりインパクトはありますよね。風邪診療に対する医療費が10％下がるといったらかなり大きい。

岩田　大きいです。コストも大きいけれど、ぼくが思うに、風邪の患者さんが外来に来なくなったら、日本のいわゆる医療崩壊のリスクは、かなり軽減されます。風邪診療についても以前の出来高払いのころに比べると、抗菌薬を出すというインセンティブは下がってきているので、マインドセットさえ上がれば、抗菌薬の使用は割とスムーズに落ちる気がします。

村上春樹を模してみると……

名郷　「『完璧な文章などといったものは存在しない。完璧な絶望というようなものが存在しないようにね』と。僕が大学生のころ、偶然に知り合ったある作家は僕にむかってそう言った。僕がその本当の意味を理解できたのはずっと後のことだったが。少なくともそれはある種のなぐさめとして取ることも可能であった。完璧な文章なんて存在しない。しかし、それでもやはりなにかを書くという段になると、いつも絶望的な気分に襲われることになった。僕に書くことのできる領域はあまりにも限られたものだったから。たとえば象について何かが書けたとしても、象つかいについては何も書けないかもしれない。そういうことだ」という村上春樹の文章[7]がありますよね。それを今私なりに書き直すと、「『完璧な診断などといったものは存在しない。完璧な絶望というようなものが存在しないように』。僕が大学生のころ、偶然に知り合ったある医者は僕に向かってそう言った。僕がその本当の意味を理解できたのはずっと後のことだったが、少なくともそれはある種のなぐさめとして取ることも可能であった。完璧な診断なんて存在しないと。しかし、それでもやはり何かを診断するという段になると、いつも絶望的な気分に襲われることになった。僕に診断できる領域はあまりにも限られたものだったからだ。たとえば象について何か診断したとしても、象つかいについては何も診断できないかもしれない。そういうことだ」みたいな感じですね。

だから、今日の話題としては、診断ということに対する、絶望の中に希望があるみたいなところに話を持っていきたかったのだけど、うーん、難しいなぁ。

岩田　あぁ、でもぼくも同じようなことを思っています。完璧な外来というのは、一応自分の中の理想なんです。

名郷　できそう？

岩田　いや、無理、無理（笑）。少なくともそういったことを感じた瞬間は一度もない。

完璧というのは、もちろん診断も完璧だし治療も間違っていないし、患者さんはよくなるし、こちらの説明も理解してくれて、しかも患者さんはハッピーで、めでたしめでたしという百点満点の外来というのが一応ぼくの中では理想像としてあって、1度はやってみたいなと思っているんですけど、1度もやったことはないです。どれかは欠落していて、不満が残るという感じですね。

名郷　そうそう。だから完璧な風邪の診断はできないけれど、なんとなく「これは抗菌薬は出さなくてもいい」としているわけではなく、ちゃんと判断している。

岩田　近接はしたいんです。風邪の定義と同じで、必要十分条件を全て満たしたからといって風邪を定義するのは不可能だとぼくは思うのですが、でも風邪の雰囲気を醸し出すことはできて、近接なんですよ。同じように、完璧な外来診療とか、完璧な風邪診療はできなくても「今回は結構いけているな」と思えるくらいのことは、1度はやってみたいと思っているのですけれど。

「見れば風邪と分かる」をどう共有するか？

名郷　先生が完璧な外来診療を目指しているときに、「今回はいけているな」と思う。どこでそう思ったかを分析するのは難しい。やはりそれはクオリア※というか、一種の手触りだったり、患者触りというものしかないわけですよね。そのクオリア的なところを一体どうしたら共有できるか？というような問題に、今日は少し踏み込みたいと思っていたのですね。

岩田　なるほど。

名郷　クリオアは言葉にならない。クオリアの同一性は担保できないし……。

岩田　例えば能楽を面白いと思って観ている人と「一体何が面白いの？」と思っている人とは、同じものを見ていても見え方が全く違いますよね。だけど繰り返し見ていくうちに、ある日フッと「面白い」ということが分かるときがある。それが追体験のようなものだと思うのですが、風邪診療もそうで、多分研修医が風邪の患者さんをぼくと一緒に診てもぼくが診ているようには患者さんを診られないと思うし、ぼくより10年くらいシニアの先生が診ているような形で、ぼくは多分患者さんを診ていないと思うのですが、やはり繰り返し診ていく以外に他に近道はないと思う。

名郷　でもそれは経験だけではないでしょう。

岩田　経験の仕方が違いますから。同じ現象を見ていても受け取り方が違う。

名郷　だから、同じ現象を同じように見るような、患者触りみたいなところを言葉に落とし込めたらと思っているのですね。岩田先生が持っている何かクオリア的なものとか、患者触りみたいなところを。

※クオリア：言語化できない、内的な体験。

岩田　多分、精神科の先生が精神科疾患を診ているのと同じような感じで、ぼくは風邪を診ているのではないかという印象があって……

名郷　プレコックス感※みたいな？

岩田　そうです。

名郷　あれも患者触りみたいなことの一つですよね。でも私はその「見れば分かります」ということに異を唱えたいと思って、今日は来たんですよ。

岩田　見ても分からんだろうと？

名郷　見ても分からんというか……それをどうやって共有するか。見て分かっているということをどうやって共有するかというような。

岩田　でも共有を担保するものはないと思います。「師を見るな。師の見ているものを見よ」とか言いますが、それができれば話は簡単で、本当は師の見ているものを同じように見るというのが難しい。それは目標なわけで実際にはできないんですよ。できた瞬間にその人は師になってしまっているわけです。

名郷　そうですね。先生がその患者触りといったクオリア的なものを記述するのは難しいとは思うけれど、先生自身がとらえている「風邪」についてこの本の中で語ってもらえたらいいかなと思っているんですね。

岩田　それは先述の岸田先生が試みていて、ぼくも「診断のゲシュタルト」という本の中で試みたのですが、それは記述なのですね。だから、患者触りみたいなもの、言葉にできないようなものをあえて言葉にするとどうなるかというと、長い記載になると思います。

※プレコックス感：統合失調症の患者と向き合った際に感じる一見して診断につながる感覚

「診断のゲシュタルト」という本は、いろいろな先生の、自分が診ているやり方をあえて言語化するとどうなりますか？ということで書いてもらいました。

小説家が登場人物を記載することでぼくたちはイメージできますよね。若干それに近いと思います。完全な共有ではもちろんありませんが、近接することはできる。

ただ風邪について言語化していくと、多分本1冊分くらいになります。岸田先生の本はまさにそれをしたという感じで、概ね成功しているのだと思います。

名郷　例えば岸田先生の本に書かれているアプローチというのはやはり分析をして、整理をしてという方向性だと思います。私が今日先生に聴きたかったのは、その分析不能な部分をどう言語化するかというような……ちょっと荒唐無稽なことだったのですね。それはクオリアを言葉にしようというようなもので、やはり無理だったと思います。反省しています。

ブリかハマチか分からない、微妙な違い

岩田　でも、それはできなくてもいいのではないか？とも言えるかもしれません。例えば肺炎と風邪というのは違う病気ですが、風邪が進行して肺炎になることはあります。分岐点というのはないんですね。それはハマチとブリと同じで、ハマチが大きくなってブリになるのですけれど、ハマチがブリになる瞬間というのはとらえられないんですよ。
　　　ただハマチとブリは違うということは見れば分かるのですね。

　　　風邪と肺炎も違うのだけど、風邪が進行して肺炎になる分岐点みたいなものは線引きはできなくて、そのへんはあやふやなのです。ただ、露骨にハマチなのと露骨にブリなのは、区別はとても簡単で、同じように露骨に風邪なのと露骨に肺炎なのとは区別は簡単なのです。ハマチかブリか判然としない微妙な時期というのはあるのだけど、風邪だと思ったのにたとえ肺炎だったとしても、それは割と軽症な肺炎なわけです。例えば「風邪だな」と思いつつ一応レントゲンを撮ったら実はマイコプラズマ肺炎だったということはよくありますが、マイコプラズマ肺炎は滅多なことでは急に死んだりしない。つまり肺炎の中でも比較的御しやすい肺炎で、2〜3日経ってからもう1回レントゲン撮って「やっぱり肺炎でしたね」でカバーできる。

　　　これが肺炎球菌による肺炎で、膿胸があって胸が痛くて、酸素飽和度（SpO_2）も落ちているような「露骨な肺炎」、露骨なブリは風邪と区別するのは簡単なのです。だから、どちらにしてもある程度リスクヘッジはできているのです。

名郷　それは分節の恣意性ということですね。

岩田　そうです。一種の構造主義です。

　　　だから、ぼくは常に露骨な違いと微妙な違いというのは分けて考えて、風邪と肺炎を間違えたらどうする？という議論については、それはもちろんあり得る

けれど、そもそも風邪っぽく見える肺炎はそれ自身が実は予後がいいということを示唆していて、万が一それが肺炎だったとしてもそれほどがっかりしなくてもいい。でも死にそうな肺炎を風邪と間違えることはやめましょうねということです。両者は明らかに違うので間違える可能性は低いですが。

EBMというのは二分割ですよね。陽性・陰性。診断ある・なし。治療効く・効かない。2×2表を作るわけですが、そうではなくて、風邪・肺炎は、露骨な風邪と露骨な肺炎。微妙な風邪と微妙な肺炎。微妙な風邪と露骨な肺炎というふうに、連続体のところの近接なんですね。だからいわゆるEBM的な検査、陽性・陰性というようなところとはちょっと違う見方になると思っています。

名郷　そう、そう。逆に言えば、陽性・陰性というようなことは、臨床現場では、実は非常に使いにくいんですね。

岩田　使いにくいですね。まさにインフルエンザの迅速キットもムッチャ陽性とか微妙に陽性とか、ピョーンと赤くなるのと、うっすらピンクっぽいのと、15分ぐらい経ってからとやはり違いますから。
CRPもそうです。CRPも連続変数なので、CRPが30の人と5の人はやはり一緒には扱えないですよね。それは正常からの逸脱の度合いが全然違うので。
ですからぼくたちはEBMの話法でこの二分割することには慣れていますが、臨床現場に落とし込むときには困難を感じることはありますね。

名郷　私も本当にそう思います。
岩田先生、今日は楽しいお話をありがとうございました。

文献

1) Ray WA, Murray KT, Hall K, Arbogast PG, Stein CM：Azithromycin and the risk of cardiovascular death. N Engl J Med. 2012 May 17;366(20):1881-1890. doi: 10.1056/NEJMoa1003833. PubMed PMID: 22591294; PubMed Central PMCID: PMC3374857.
2) Iwata K, Igarashi W, Honjo M：Gingyo Gedokusan vs Oseltamivir for the Treatment of Uncomplicated Influenza and Influenza-like Illness: An Open-label Prospective Study. General Medicine 2013; 14: 1346-1372
3) Little P, Rumsby K, Kelly J, Watson L, Moore M, Warner G, Fahey T, Williamson I：Information leaflet and antibiotic prescribing strategies for acute lower respiratory tract infection: a randomized controlled trial. JAMA. 2005 Jun 22;293(24):3029-3035. PubMed PMID: 15972565.
4) Mochizuki S, Dahlöf B, Shimizu M, Ikewaki K, Yoshikawa M, Taniguchi I, Ohta M,Yamada T, Ogawa K, Kanae K, Kawai M, Seki S, Okazaki F, Taniguchi M, Yoshida S,Tajima N; Jikei Heart Study group. Valsartan in a Japanese population with hypertension and other cardiovascular disease (Jikei Heart Study): a randomised, open-label, blinded endpoint morbidity-mortality study. Lancet. 2007 Apr 28;369(9571):1431-9. Retraction in: Lancet. 2013 Sep 7;382(9895):843. PubMed PMID: 17467513.
5) 山本舜悟 他：かぜ診療マニュアル―かぜとかぜにみえる重症疾患の見わけ方．医歯薬出版 2013．
6) 岸田直樹：誰も教えてくれなかった「風邪」の診かた 重篤な疾患を見極める！．医学書院 2012．
7) 村上春樹：風の歌を聴け．講談社 1979．

chapter 6
最終章

「風邪に抗菌薬」は やめられるか？

風邪クルズス

「風邪に抗菌薬」はやめられるか？

　研修医とのディスカッション、感染症専門医との対談を経て、最後のまとめに入ろう。これまでの議論を踏まえ、ここでは、風邪に対する抗菌薬使用の問題を通して、風邪診療の実際をもう一度考えてみたい。

風邪の定義

　対談の冒頭で、岩田先生は「風邪の定義はない」と明言された。これを私なりに咀嚼すれば、「風邪は学術用語でない」と言ってもいいのではないかと思う。学術用語として定義付けしようとすると、風邪の本質を見落としてしまう。これは風邪の診療を考える場合に、最も重要なことであると思う。例えば、胃癌の診断は学術的に明確に定義できる。内視鏡検査により生体検査を行い、病理学的にGroupVと診断されたものというわけである。患者がいくら癌と言っても、逆にいくら癌でないと言おうとも、診断がそれに左右されることはない。

　それに対し、風邪は対照的である。患者にはそれぞれの風邪像があるし、実は医者側の風邪像もさまざまである。診断プロセスもさまざまだし、治療の選択もさまざまである。胃癌のように診断が確定するということは難しい。〇〇％は風邪だと思うけど、というのが現実だ。

　さまざまな個別のイメージの集合が風邪であって、それを統一した像に収束させようとすると、「ウイルスが原因の上気道の炎症」などということになって、学術的には意味があるかもしれないが、臨床的には意味のない定義になってしまう。

　風邪が単に「ウイルスが原因の上気道の炎症」であれば、特別な検査も不要であるし、特異的な治療もないため、対症療法をしながら経過を見ていけばよいということになる。放っておけば治るのである。しかし、現実の風邪は、抗菌薬が有効な溶連菌感染症や、抗インフルエンザ薬が有効なインフルエンザ、その後こじれて肺炎になるようなものが含まれている多様な疾患群である。3日後に胸部X線を撮ったら肺炎だったということも現実の臨床でまれではない。

　事実そういう風邪でない場合のことが印象に残りやすいのか、最初のディスカッション

では、医師自身が診る風邪を疑う患者のうち、20%は風邪ではない可能性があると考えていたのである。

風邪に対する抗菌薬使用の現状

　対談の中でも抗菌薬の使用が話題になったが、風邪に抗菌薬を使用するというのは、珍しい医療行為ではない。日常的に行われている医療行為である。こうした医師は決して例外的な存在ではない。日本人を対象にした調査で、その割合が60%に上ると報告されているように[1]、むしろメジャーなグループである。

　この事実をどうしようもないととらえる向きもある。確かにそういう面はある。しかしどうしようもないと言っていても何も進まない。現状の分析が必要である。

　風邪の定義のところで述べたが、現実の風邪が溶連菌や肺炎を含む以上、抗菌薬の投与が全く間違っているというわけにもいかない。事実、抗菌薬を投与する医師の言い分として、よくありがちなのが下記のようなものであろうか。

「風邪をこじらせ肺炎などになった時に、抗菌薬が投与されていなかったら言い訳ができない。」

　確かにそういう面がある。風邪を対象にしたコホート研究で、抗菌薬投与群で肺炎による入院が少ないというエビデンスもある[2]。ただ、結果を詳細に読み込むと、風邪患者10万人当たり8.16人肺炎が少ない、つまり12,255人の風邪患者に抗菌薬を投与すると1人の肺炎による入院が減少するという程度の効果でしかないことが分かる。

　それでも少しは肺炎が防げるのであれば投与すべきだというのも一つの意見としては分からなくもない。実際抗菌薬を使う医師は、確率を問題にしているというより、どんなに確率が低くても、一例でも肺炎になってしまったら、それが問題であると考えているのではないか。先の発言もそのように理解した方が納得がいく。そうだとすると、このエビデンスはむしろ今後の抗菌薬投与を後押ししてしまうかもしれない。

エビデンスは医者の処方行動に影響しない？

　私はEBMに長く取り組んできたが、エビデンスは医者の処方行動を変えない、というのが弱いエビデンスながら、私自身の実感でもある。風邪に関する抗菌薬処方の問題もその一つに過ぎない。しかし、あきらめているわけではない。まだまだ道半ばというだけである。

　エビデンスが医者の処方行動に影響を与えるような世界を目指し、個々の臨床医が自らエビデンスを読み込み、実際の患者に利用するという世の中の実現に向けて、いくつかの取り組みを行っている。

　最初にディスカッションの中で紹介した診療支援システム「ドクターベイズ」もその一つである。これは自らの診療データを積み重ねることにより、診断についての事前確率のデータをリアルタイムに計算し、その事前確率データを利用して日々の診療を行っていこうという取り組みである。いまだ採用する施設は少ないが、このシステムの普及に今後も取り組んでいきたい。興味がある方は私のクリニックのホームページ（http://ebm-clinic.com/mailform.html）から連絡いただきたい。

　もう一つは、論文の日本語要約サービスである。Community Medicine Evidence Center：CMECを立ち上げ、無料のビデオストリーミングと有料のPDFによる論文要約配信サービスを2010年より継続している（http://www.cmec.jp/cmec-tv/）。この情報サービスが、これまで日々の臨床において論文を読むことは少ないような臨床家に利用してもらえるよう、辛抱強く継続していくつもりである。

　感染症についてはすでに70の論文の日本語要約が集積されている。風邪、インフルエンザに関するものもある。そのうちの一つを掲示する（p122）。ぜひ実際のホームページを訪ねていただきたい。

コスト、副作用についての情報提供

　エビデンスを現場の臨床医が使うようになることを目指してはいるものの、なかなかそれは困難である。特に治療に関する行動を変えるのは難しい。しかし、エビデンスは治療効果に関するものだけではなく、副作用やコストについてのエビデンスも重要である。

　ここではむしろ抗菌薬の効果についてのエビデンスより、副作用やコストを問題にする

ことが重要ではないだろうか。その方が抗菌薬処方に影響を与える近道のような気がする。
　抗菌薬を処方した分、医療保険も圧迫するし、個人負担も増える。副作用も多い。コクランレビューによれば全副作用が1.8倍、95％信頼区間が1.01～3.21と報告されている[3]。具体的には、下痢を起こしやすいし、アレルギー反応が起きる。さらに副作用ということではないが、抗菌薬の不要な投与が耐性菌を誘導し、蔓延させてしまう[4]。
こうした抗菌薬投与による副作用と、自己負担の増加分について必ず説明するようにすれば、患者の方から抗菌薬を拒否するようになるかもしれない。

薬剤師の役割

　医師が自分自身で変わっていくのは難しい。さらに、医師自身が副作用やコストの説明をするとなると、そんな余裕はないということになってしまう。
　そこで、ここでは薬剤師の役割に期待したい。医師は風邪患者に抗菌薬を投与した場合、必ず薬剤師から、副作用とコストについて説明をしてもらうようにするといいのではないだろうか。
　もちろん医者から処方された抗菌薬について、薬剤師が、こんな副作用があります、こんなコストがかかりますというのは、医師との関係を悪くさせる面がある。だから、自分で説明する時間のない医師は、副作用については自分で説明せず、この説明を医師から薬剤師にお願いするのである。これはなかなかの名案ではないかと思うのだがどうだろうか。

患者の問題

　ここが一番の問題かもしれない。風邪に対して患者から抗菌薬を要求されるという場面は多い。これは医者がむやみに抗菌薬を出したために、風邪には抗菌薬を飲んだ方がいいと患者に思わせてしまった面がある。
　しかし、それはある面、医療者からの情報の影響を受けやすいということである。医療者側から、風邪に対する抗菌薬の効果は小さく、副作用の危険があり、医療費負担が増え

ることになると情報提供され続ければ、そういうものだと思うようになるだろう。そこに薬剤師からの情報提供を加えようというのが先ほどの戦略である。

　個別の状況での情報提供は、なかなか難しい面がある。世の中全体で風邪患者の60%に抗菌薬が処方されている現状で、自分には抗菌薬が処方されていないとなると、いくら情報提供を受けても、信じられないとなってしまう。ここでは、個別の情報提供よりも、社会全体に、風邪に対する抗菌薬の問題点を問いかけ、議論する場所が準備されたり、抗菌薬の害やコストについて世の中に広く情報提供するという戦略がさらに重要である。

　風邪には「早めの○○」なんてコマーシャルが蔓延している中、市販の風邪薬でも効くのだから、医者にかかって抗菌薬をもらえばすぐ治ってしまう、みたいに考えるのが現状で、まだまだ時間がかかるかもしれないが、地道に始めていくしかないだろう。風邪に対する抗菌薬の効果と副作用、医療費のバランス、さらには耐性菌の危険について、世の中に広く情報提供を続けていきたい。

治療より経過を見ることの重要性

　多くの患者は「様子を見ましょう」ということに抵抗がある。医者もそうかもしれない。風邪でこんなにつらいのに、薬はいらないんですか、という状況はしばしば経験する。「抗菌薬はいらないんですか」と聞かれた時に、「なしで様子を見ればいいと思います」などと応えると、様子を見るよりは何か薬を出してくれた方がいいとなる。医者の方もついついその期待に応えてしまう。対症療法だけにするという対応だってあるわけだが、対症療法としての風邪薬はOTC薬で患者自身でも買えるわけで、医者にかかった以上風邪薬でないものを期待している場合が多く、その期待に応えて抗菌薬を処方してしまう。

　ここには、医者に行けば何とかしてくれるとか、医者にかかればひどくならなくて済むというような、医者にかかる上での前提ともいえる期待感がある。医者にあまりかからないような人には様子を見るという提案はいいかもしれないが、医者に何とかしてほしいと思う人と付き合うことが多い以上、この期待感に応えないわけにはいかない面がある。

　しかし、この期待感に応える手段は何も抗菌薬だけではない。様子を見るという選択が患者の期待に応える対応策にならないわけではない。風邪患者が様子を見ましょうという医者の提案を受け入れ、抗菌薬を使った時と同様に治るものだということを実感できれば、

患者自身も徐々に変わっていくに違いない。
　そこでは風邪で仕事を休むことができるという社会が必要だろう。風邪くらいで休まれては困る、医者にかかって薬をもらって出社せよという世の中が変われば、風邪をひいたら治るまで抗菌薬なしで、自宅で休んで様子を見るということが実現するかもしれない。

風邪診療を超えて

　風邪をネタに、ディスカッション、対談、そして本章の記述と、長々語ってきたが、本当のところ風邪について何かを言いたいというわけではない。医師の診断プロセスを風邪を例にして考え、疾患の定義というものを対談を通して考え、無駄な医療をできるだけ減らすにはどうしたらいいかを、風邪に対する抗菌薬の処方率を通して考えてみた。そういうことである。
　風邪にとどまらず、日々向き合う他の多くの問題についても、本書で考えたことをヒントに、いろいろ考えてもらえれば幸いである。

文献
1) Higashi T. Fukuhara S：Antibiotic prescriptions for upper respiratory tract infection in Japan. Intern Med. 2009;48(16):1369-75. Epub 2009 Aug 17.
　PubMed PMID: 19687581.
2) Meropol SB, Localio AR, Metlay JP：Risks and benefits associated with antibiotic use for acute respiratory infections: a cohort study. Ann Fam Med. 2013 Mar-Apr;11(2):165-72. doi: 10.1370/afm.1449.
　PubMed PMID: 23508604; PubMed Central PMCID: PMC3601395.
3) Kenealy T, Arroll B： Antibiotics for the common cold and acute purulent rhinitis. Cochrane Database Syst Rev. 2013 Jun 4;6:CD000247. doi: 10.1002/14651858.CD000247.pub3. Review.
　PubMed PMID: 23733381.
4) http://www.who.int/mediacentre/news/releases/2014/amr-report/en/

◨Ｍ◨◨ジャーナルクラブ

解熱薬を飲むと、かぜは早く治るでしょうか？

上気道炎では、非ステロイド系解熱鎮痛薬を使ったほうが治癒期間は長い傾向にある
【ランダム化比較試験】 2007年発表
Goto M, Kawamura T, Shimbo T, et al. Great Cold Investigators-II. Influence of loxoprofen use on recovery from naturally acquired upper respiratory tract infections: a randomized controlled trial. Intern Med. 2007; 46(15):1179-86. Epub 2007 Aug 2. PubMed PMID: 17675766.

研究デザイン：ランダム化比較試験
☑真のアウトカムか　　　☑一次アウトカムが明確か
☑ランダム化されているか　□ITT解析か
マスキング：□なし　□一重　☑二重　□PROBE
追跡率：92.1%(174人/189人)　追跡期間：最大16日間

P どんな人に？
18～65歳で発症から48時間以内の日本の上気道炎患者(189人、平均28.4歳、男性66%)

E どんな治療を？
ロキソプロフェン60mgを1日2回7日間投与(88人)

C 何と比較して？
プラセボの投与(101人)

O どんな項目で効果を検討？
治癒までの期間

結果
治癒までの平均期間はE群8.94日、C群8.39日とE群でやや長い傾向にある。

O	E ロキソプロフェン	C プラセボ	p値
治癒までの期間	8.94±3.20日	8.39±3.39日	0.19

索引

あ

アウトカムの軸…14
アジスロマイシン…93
陰性尤度比…37, 52, 53, 54, 58, 68, 71, 74
インフルエンザ…9, 21, 32, 42, 59, 63, 71, 91, 112
ウイルス…88
ウイルス感染…9
エビデンス…57, 65, 77, 96, 102, 118
演繹…23
演繹法…10
オッズ…40, 52, 53, 54, 55, 56, 57, 65, 67, 74

か

確率…29, 32, 34, 40, 50, 54, 55, 56, 57, 71, 117
仮説演繹法…10
風邪の定義…15, 24, 92, 116
川崎病…98
患者触り…108
感染症情報…61
感度…50, 51, 52, 53, 54, 57, 66, 69, 74
鑑別診断…9, 10, 28
気管支炎…21, 26, 88
基礎疾患…9, 72, 81
気道感染…20
急性喉頭蓋炎…11
クオリア的…108
ゲシュタルト…93, 109
検定推定統計…48

抗菌薬…80, 81, 82, 83, 84, 89, 93, 94, 95, 96, 97, 101, 104, 105, 116, 117, 118, 119, 120
抗生剤…87, 88, 89, 93, 96, 97, 98, 99, 100
構造主義…111
コクランレビュー…119
コッホの原則…91

さ

3C…11, 12
3年C組…11, 13
細菌…15, 88, 103
細菌感染…9, 80, 82, 88
細菌感染症…80, 81
細菌性肺炎…9, 88
時間軸…14, 15, 25, 26, 87, 88
事後オッズ…40, 41, 51, 53, 57, 66, 67, 74
事後確率…34, 35, 36, 37, 40, 41, 54, 60, 65, 66, 67, 69, 74
事前オッズ…40, 41, 53, 57, 67
自然経過…25
事前確率…33, 37, 40, 41, 52, 54, 59, 60, 61, 65, 66, 68, 69, 70, 71, 74
主観的…33, 36, 48, 59, 60, 64, 73
上気道炎…9, 21
情報提供…118, 119, 120
除外診断…10, 26, 29
迅速キット…34, 38, 112
診断閾値…46, 47, 68, 70, 71, 72, 80
診断治療閾値…46
診断のゲシュタルト…109
診断プロセス…50, 69, 116, 121

診療支援システム…118
スクリーニング…83, 83, 84

た

炭疽菌…91
対照試験…100
中耳炎…21, 26, 81, 89
治療閾値…42, 44, 45, 46, 68, 70, 71, 80
データベース…59
伝染性単核球症…9
特異度…50, 51, 52, 53, 54, 57, 58, 66, 74
ドクターベイズ…62, 63, 64, 65, 77, 99, 118

な

日本語要約サービス…118

は

肺炎…9, 20, 21, 22, 26, 81, 82, 83, 84, 88, 89, 97, 111, 112, 116, 117
パルポ…77
非定型肺炎…9
避難所のカルテ…99, 100
頻度の軸…14
風疹…9
副鼻腔炎…13, 21, 88, 89
プレコックス感…109
フロモックス…94, 95, 105
ベイズ…52, 60, 70, 72, 73, 77
ベイズ統計…48, 59, 61, 99
ベイズの定理…40, 50, 52, 53, 56, 60
扁桃炎…21, 23, 66, 89

ま

麻疹…9
村上春樹…106

や

薬剤師…119
優先順位…11, 13
尤度比…37, 38, 39, 40, 41, 50, 52, 53, 54, 57, 58, 66, 67
陽性尤度比…37, 38, 52, 53, 54, 58, 66, 71, 74
溶連菌感染症…9, 116

ら

リテラシー…101, 102, 104
臨床能力…24, 65
レジオネラ…13

欧文

acute…18
allergy…28
autoimmune…28
common…11, 12, 20
common disease…25
congenital…27
CPR(clinical prediction rule)…60
critical…11, 12, 19, 29
CRP…96, 112
curable…11, 12
deficiency…27
degeneration…27
EBM…112, 118

endocrine…27
first episode…15, 16, 18
history…76
idiopathic…27
inflammatiry…27
intoxication…27
metabolic…27
neoplasm…27
OFT…15, 16, 17, 19, 20
onset…15, 16, 17
physical…76

prediction rule…60
psychiatry…27
Rational Clinical Examination…59, 60
SnNout…51
SpPin…51
suden…18
time cuorse…15, 16
trauma…27
vascular…27
VINDICATE+P…27

●編・著者略歴

名郷直樹(なごうなおき)

1961年　名古屋生まれ
1986年　自治医科大学卒業、名古屋第二赤十字病院研修医
1988年　作手村国民健康保険診療所所長
1992年　自治医科大学地域医学教室にて循環器疾患の疫学研究(JMSコホート研究)、EBMを学ぶ。
1995年　作手村国民健康保険診療所所長
2003年～2011年　地域医療振興協会地域医療研究所地域医療研修センター センター長
2004年～2006年　市立伊東市民病院臨床研修センター センター長
2005年～2011年　東京北社会保険病院臨床研修センター センター長
2011年　武蔵国分寺公園クリニック　院長

臨床研究適正評価機構理事
日本プライマリ・ケア連合学会
日本外来小児科学会
日本医学教育学会

謹告

本書に示された患者への情報提供に関する記載を含め、その治療法を個々の患者に適用する責任は各医師の上にあり、結果、不都合が生じた場合にも、著者ならびに出版社はその責を負いかねますのでご了承ください。

風邪クルズス

2014年9月26日　第1版1刷発行

編　著　　名郷直樹
発行人　　西澤行人
発行所　　株式会社メディカルサイエンス社
　　　　　〒150-0002 東京都渋谷区渋谷1-3-9 東海堂渋谷ビル7F
　　　　　Tel.03-6427-4501/Fax.03-6427-4577
　　　　　http://medcs.jp/

印刷・製本　日経印刷株式会社

©Naoki Nago, 2014
乱調・落丁は、送料小社負担にてお取替えします。
本書の内容の一部または全部を無断で複写・複製・転載することを禁じます。

Medical Science Publishing Co., Ltd. 2013 Printed in Japan
ISBN 978-4-903843-54-4 C3047